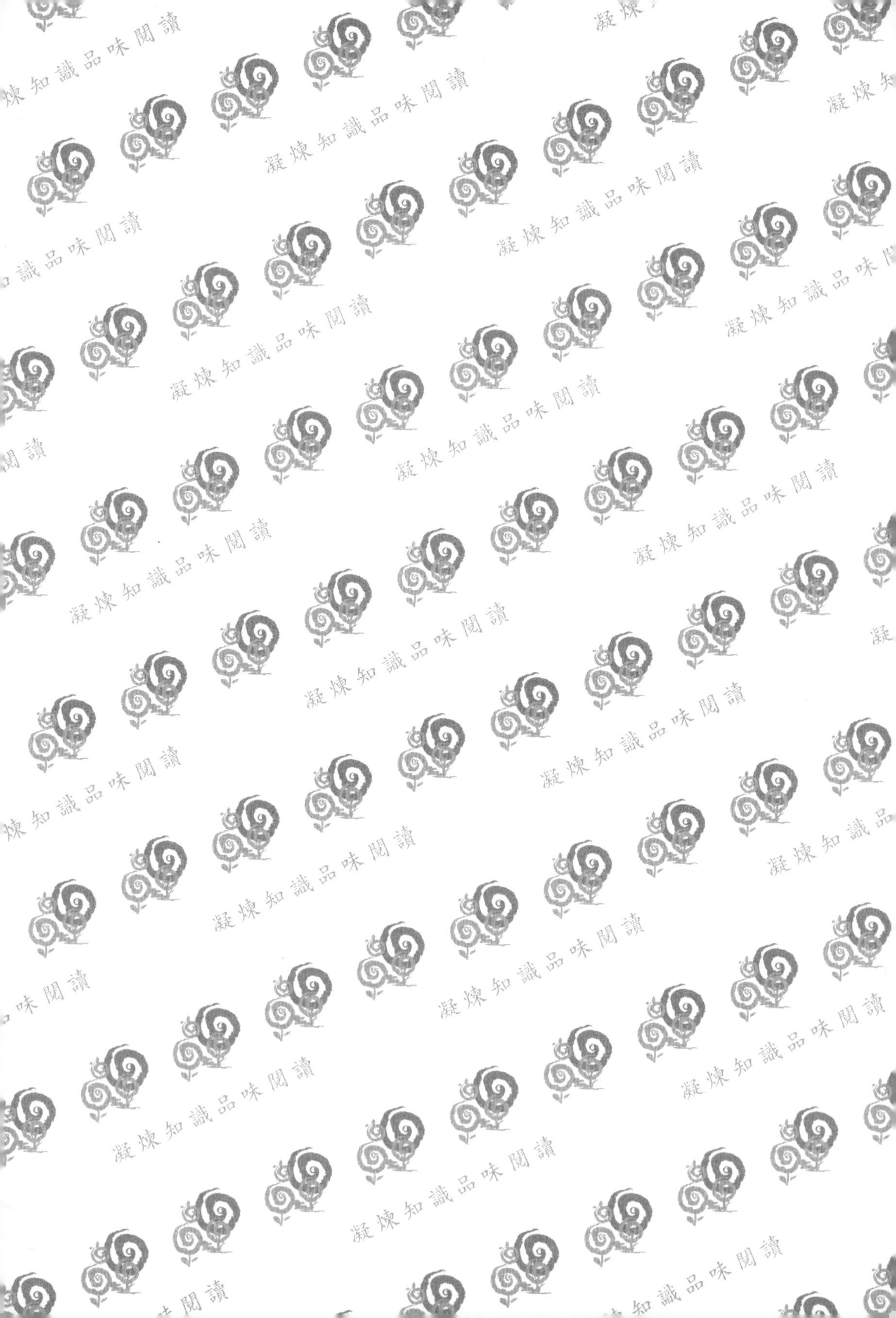
凝煉知識品味閱讀

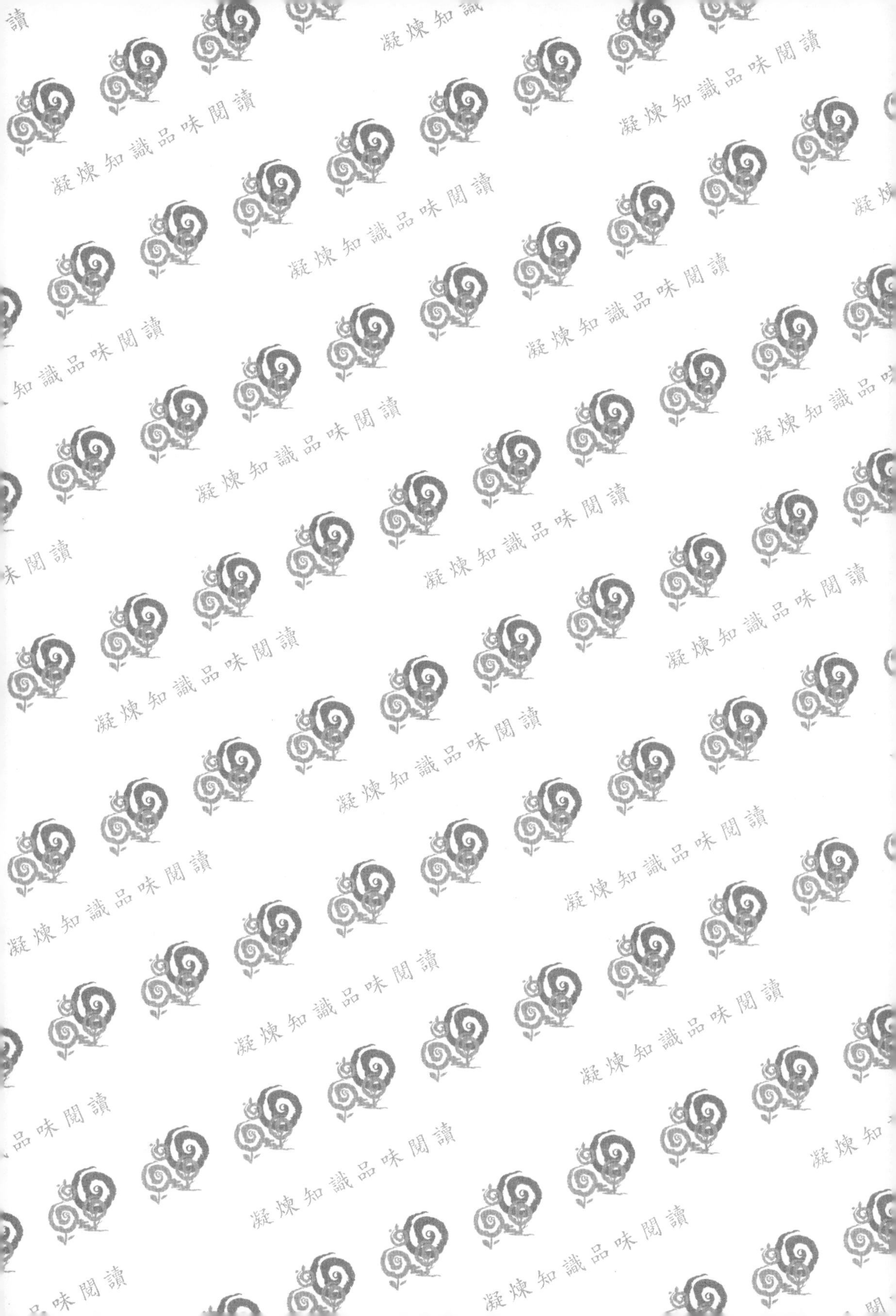
凝煉知識品味閱讀

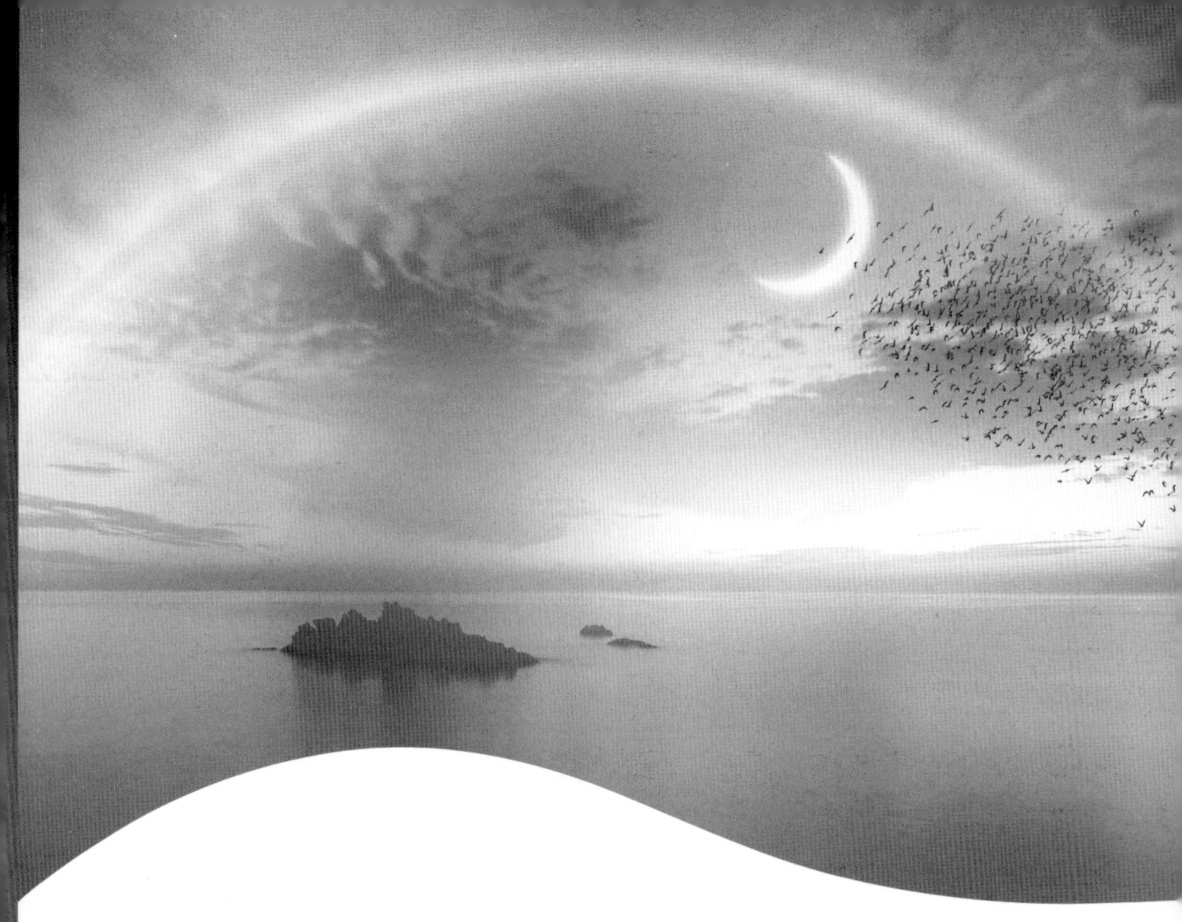

後現代取向探索繪畫療癒

沉浸式自我閱讀

鄭憶如——著

五南圖書出版公司 印行

推薦序一

從漫漫助人生涯中　看見心理健康促進的核心：
開放的自由氛圍

憶如是我在心路基金會施行「心路合唱團」、「休閒服務」方案，發展心智障礙者「社區生活支持服務」系統時的重要工作伙伴；她擁有心理諮商專業，心思敏銳，充滿人文關懷，且對障礙生活困境、情緒狀態都用心思考進行服務。當時我引領合唱團運作的目的，除了藉由在合唱歌曲中的勵志精神以及生活描述，來教導、引導這些特殊族群整理自己的生活經驗外，同時也是營造讓障礙者「用歌聲展現自我、透過群體互動相互激勵」的環境與氛圍；這種服務模式是他們擺脫過去負面束縛，重建自信、正向回饋的簡單有效方法。憶如不僅協助我安排相關的教學內涵、對外的展演活動，更親自擔任表演時的伴奏；耐心、溫暖而貼心的服務風格，深受心路青年愛戴。這些經驗，深刻催促著憶如朝探索弱勢者健康促進的有效方法之路前進，成爲一個很重要的方向。

就如同憶如在書中所說，現代社會因電子媒體、通訊設備的發達，許多人生活在虛擬的世界中，缺乏實體的人際互動，不僅迷失自我、缺乏自我探索的管道、機制；更因爲社會變動快速，負面、挑動情緒的訊息橫流，現代人在生活中遭受挫折、容易有心理創傷，缺乏「心理韌性」的狀況比起障礙者有過之而無不及。

憶如一直自我期許：就算不在我管轄下，她也努力做一個能「協助人解脫心理束縛、勇於作自己」的心理諮商工作者；而我近幾年也邁向新領域，致力於引進神經心理學於障礙者的服務中，協助障礙者找出建立自信、發展正向回饋的神經心理迴路，強化他們的心裡韌性。

在這新領域的服務過程中我深刻感覺到，對障礙族群或其他弱勢者而言，要強化這樣的神經心理迴路最首要的功課就是「自我覺察」；而憶如也在此時從過往經驗、相關理論中，整理出這本以「自我覺察」爲基底的《後現代取向探索繪畫療癒——沉浸式自我閱讀》，提供心理諮商師、障礙服務提供者一個簡單可行、有效的操作模式，其理論架構、操作程序清楚明確，還兼具實務操作經驗分享。兩人在久別之後又在理論的路上重逢，再次同行在理念一致的路上，實屬欣慰。

對於障礙者、弱勢者而言，生命歷程中確實易於累積挫折、創傷於大腦儲存區中，透過藝術、繪畫的展現，可讓他們深入的自我探索、「自我覺察」（同時獲得抒解與安撫），重新整理；並在「全然接納」、「賦能」、讓他們自我主導的諮商氛圍中，找到復原、重建的方向，能爲自己設定可努力的目標與行動步驟。不管是心理疾病者的療育歷程，或是障礙者的自我重建之路，都可透過這樣無拘束的自我探索過程，讓他們看見多面向的自己，看見自己更多的可能性，並在全然支持、賦能的氛圍中重新面對生活的挑戰，找到有正向回饋的人生目標，逐步學習成長，累積自信。

這是一本從實務中發展，從障礙服務的深刻體驗出發，結合理論、驗證整理出來的書；憶如本著對人的深刻關懷，及對諮商工作的執著，提出「探索式繪畫療育」的創新概念與方法，相信是心理諮商工作者，願意陪伴身心障礙者參與社會、自立生活的服務、工作者不可多得的好書。

黃慶鑽

推薦者簡介

黃慶鑽

現職

心路基金會台北就業服務中心主任

台灣身心障礙者ICF研究學會常務理事

心路合唱團、心路響鼓隊指導老師

輪轉太鼓團團長

勞動部勞動力發展署區域性職業重建資源中心輔導團顧問

經歷

振興復健醫學中心復健心理師

心路智能障礙者休閒、社會參與服務方案主任

實踐大學社工系「心理衛生」、「身心障礙福利」課兼任講師

臺北市政府勞工局 身心障礙就業服務執行長

推薦序二

這是一本帶著開創性意圖的著作。

不同於投射性繪畫測驗是一種診斷與評估的工具，用來作爲心理衡鑑；也不同於傳統藝術、繪畫治療著重在「治療」，鄭老師經過多年的實務，隨著她的熱情與好奇，探求一個新的方向。

很開心看到這樣一本由具有多年實務諮商助人經驗的專業人士所撰寫的書籍，讓繪畫成爲一個理解、溝通、表達與自我統整的媒介。更重要的是，鄭老師懇切的文字中，不斷展示出身爲一個諮商師或帶領者，其姿態以及協助的意圖，不在於探求個案內心的隱祕，也不是試圖要爲其適應不良做分類與診斷，更不把來訪者的繪畫作品當作治療的媒介要爲他做矯治。

探索、自由、療癒……，我很喜歡的這幾個關鍵字的精神就展現在書名以及內容的字裡行間。

這也是一本誠意之作。

我在閱讀時有個印象一直浮現，作者對其專業非常嫻熟，以多年豐富的實務技術，累積相當多元人群的服務經驗，在書中有系統地一步一步說明整個的操作過程和重點，加以相當多的實際案例及附圖。另外一點，也是專業論述書籍中較爲少見的，是記錄了來訪者的心情故事，以及作者在陪伴他們繪圖及自我整理過程中的內在想法。這本記述翔實乾貨滿滿的書，讓心理學愛好者或助人工作者得以有所把握的學習。

諮商是一個同中有異，異中有同的，視當時情況採取適合措施的動態可變之一連串互動施行的過程，當我們深入的感受每一個不同技術中的優點與精髓，便可以更自如的加以運用。

書中應用了NLP的時間線概念，讓來訪者自己進行時間線的整理，對來訪者來說簡單易執行，而在NLP實際的執行中，通常會在NLP執行師的引導下，讓來訪者產生深刻且有變化的感受，兩者同樣利用了時間線，但有著不同的著重點。

例如，在我帶領的NLP時間線課堂上，我曾讓學員依直覺畫出一條代表自己的時間線，自發感覺地標上「現在點」、「出生點」和「死亡點」。然後進行各種時間線擴展探索，包括把死亡點往後延伸——擦掉死亡點，繼續延長直線。這對學員來說是很奇妙舒服的感受。

有位女學員甚至表示身體變熱，呼吸變得深長，頭腦感覺放鬆了，她一邊流淚，一面感到有著難以說明的感動從身體深處冒出來。而她原來的時間線，死亡點和當下很靠近，未來（餘生）僅占了整條線長度的十分之一。原來她本身有慢性病，家族長輩有好幾位因爲這病症而早逝了。

在這個利用NLP時間線讓潛意識帶動心靈與身體深層感受的例子裡，不依賴頭腦認知，也不憑藉分析說理，僅僅透過畫圖，讓潛意識展開更大的可能性——鬆動了她原來的某種信念框架，帶來身心內在的新擴展。

我這個例子跟作者書上所述有些相同，卻也有不同之處，這恰好也正是本書的珍貴特點。

在我的例子裡，以NLP的觀點與技術，指導來訪者做一個擴展性的「實驗」，不同於鄭老師這本書中所闡述的，更多地邀請來訪者自由發揮，從而有更多探索的空間，協助者要站在非指導與不干預的立場。這點就是作者在書中多次提示的，這份工作體現出後現代「來訪者是自己問題的專家」的精神。

作者發展的後現代取向的探索性繪畫療癒方法，更多的是以繪畫作爲呈現潛意識的平台，任由來訪者隨著內心自由揮灑。諮商師是催化者，維護一個自由開放與信任的氛圍，協助來訪者能有不同角度的看見，這是一個合作的，催化但不主導，支持而非介入的取向。讓來訪者透過這個繪畫、藝術表達的型式與過程，有更多的自我發現與內在整合。

因而這是一個尊重來訪者的合作式療癒整合取向。

所以最後我要說，這是一本真誠樸實的書。

我從文中感覺到作者自己也做到了這樣的精神，鄭老師在書中提出案例時，記錄了與來訪者的互動對話，也如實地說出自己當時內在的思考歷程與猜想，也不介意提及她操作時的犯錯或疏漏，讓讀者的我感覺這不是一個嚴肅的專家在說理與教育，而是一個走過一趟成長旅程的朋友，熱情地跟你分享她的所見所思所得，並誠摯邀你也能欣賞，在你我心中一直存在的美好。

凌坤楨
NLP執行師
催眠治療訓練師
著有《療癒，藏在身體裡》

推薦序三

人的探索

接到憶如傳來的訊息，說，她即將出書，我還真嚇了一跳。也許有十多年了吧，我們曾在本書中提及的角落咖啡劇場共事，雖然各自負責的項目不同，不過我那時的確常佩服她輕柔又不失堅定的態度。我在角落並沒有待很久，社會福利場域也不是我工作首選，因此很快我們就分道揚鑣，加上彼此都搬離臺北，自然就疏遠了。直到最近她傳來的訊息。

到此刻，我仍然很難把現在的憶如和我認識的憶如連在一起，只能一邊讀著她對探索性繪畫療癒的探索，一邊揣想她這些年的經歷與變化。坦白說，雖然平常做的是藝術工作，但我很怕「心理劇」、「藝術治療」，也許是翻譯的問題，那對我來說都過於目的性了。不過讀了這本書後，我想裡面的確有許多可以討論之處，並非我原先所想的那樣，像是諮商、合作的關係等等，以及注重私密性與儀式性的建立。在原子化的新自由主義時代，我們在面對的現代情境之一，便是個體心靈的破碎與裂隙，而藝術是讓我們縫合自身的一個途徑、一種方法。藝術不見得能夠呈現心靈本身，卻能創造一個讓心靈流動的時空，爲了指認自己的破碎、時代的裂隙。

回想憶如多年從事社會工作，這本書的誕生似乎也不令人意外，共通之處在於社會工作與帶領探索性自由繪畫的工作，都是回返人的處境，以彼此會遇的路徑，體察、扶持、啟發彼此。因此，探索始終先於療癒，或說，是在無盡的探索之中瞥見療癒之光。

但書中提到的「後現代」，如果回返根本的人本主義來理解，也許更能貼近憶如所寫所想，同時避免失中心的後現代危險。

吳思鋒

小劇場工作者，主事評論、報導、編輯，兼及製作、策畫工作

劇評人、澳門《劇場．閱讀》季刊副主編

前言

心理諮商從佛洛依德開始到現在仍一直在開花散葉，在藝術療癒的領域也是，有些主張對繪畫內容，進行素材規範及定義並做出解釋，有些認爲只進行繪畫活動，本身便有著療癒作用而不進行解釋；在解釋與不解釋兩個相對概念之間，還存在著許許多多不一樣的繪畫療癒的型態。

使用規範的定義來解釋，在臨床應用的確是非常必要的做法，因其明確的定義是專業溝通的基礎，規範的定義不只讓諮商師有遵循的方向，也可以減低諮商師個人的主觀，盡量做到不偏不倚是科學的必需。但其在科學化的數據統計的過程中，有許多值得被珍視的內心細節，因無法被觀察或控制以及數據化，而不知不覺的被捨去不加考慮，是其可惜之處。而另一種表彰繪畫本身的效用，單純藉由繪畫的筆觸動作或過程來產生療癒的方法，不強調科學統計與解釋，也不太借助諮商師的協助，只注重來訪者最大的自由展現，讓其以自然本能自我修復，有時也有著給予太少協助的遺憾。極端規範、極端自由，這兩種做法彷彿是射線的兩端，在不同的理念上運作，在不同時機上適合不同的來訪者需求。

不論是「規範」的做法或「自由」的做法，似乎都是在以「諮商師」的角度在談論諮商師怎麼處置來訪者而定。諮商師覺得應該對來訪者的畫給予規範解釋，或者覺得來訪者的畫不需要解釋，過程即有療效，在諮商師的角度下決定而沒有來訪者的意見參入。

來訪者應該是被動的嗎？什麼情況下來訪者可以主動？什麼情況下來訪者應該主動？如果來訪者可以影響諮商師給予更多自由或更多規範，會產生什麼事呢？如果有一個諮商師，可以配合不同來訪者的需求，彈性的量身打造來訪者需要的動態規範與自由，會發生什麼事呢？如果採用動態的合作態度，而不是諮商師一開始就決定規範或自由做法，會有什麼不同？從來訪者的角度來看到底會發生什麼事？

如果要考慮來訪者的角度，我們在思索著規範或自由藝術療癒的同時，也應該思考一下現今社會規範的浮動變化與個人自由變化，來了解來訪者的群貌變化，從社會學的角度來看心理學理論可能的變化方向。

過去的世界，文化界限明顯，東西方文化具有自己的特色，國家的風俗與價值觀也是，城市的特色文化也是，每一個人所隸屬的不同層次的文化群體都有清楚的界線樣貌，形成每個人主要的歸屬準則與穩定的發展基礎。而現在在文化交流與開放包容中，過去顯著的文化界線漸次模糊，社會規範不再明顯。

資訊時代，方便遷徙的交通，以及越來越快速的網路，資訊流動快速且公開，人們可以輕易的突破自己身上的現實生活或文化標籤，隨時可以踏入不同界限的領域進行了解與接觸。一個法國人可以很簡單的透過網路了解日本文化並愛上日本動漫，成爲COSPLAY的愛好者；一個菲律賓人也有可能透過遊客，認識回教並成爲教徒。任何人都可以在原有文化的背景下，銜接上過去完全陌生的文化，重新融合成一個新的自己。

人們正在創造獨一無二的自己，自由的在資訊時代充斥著大量訊息的狀況下，依喜好對訊息進行選擇，然後在這些基礎上建立個人形象。選擇，似乎成了人們差異的主要來源，不再受限於文化與傳播管道。

在資訊豐富溢滿的數位時代中，選擇A訊息還是B訊息、選擇A聚會還是B聚會、選擇A城市還是B城市、選擇接受訊息還是不接受訊息，這種訊息的質與量的不同，形成了人們的差異，強化了每個人的特質，不同的看法，在細節上越來越有獨特的感受與意義。而這一切，來自選擇，不被規範的自由意志。人們外在可見的舊有社會標籤和內在的眞實感受已不盡然相同，創造了更多新的樣貌。

世界上的人們很奇妙的在資訊的交流中逐漸相似，又在對訊息的自由選擇之後各自分歧，對彼此有些熟悉又有些陌生，準則日漸模糊，個人化漸漸明顯，產生了更多樣的人群。

在廣泛的選擇之中，人們看似已擁有許多自由，而規範也不再清楚的存在。但眞的是這樣嗎？

現今的社會已從農業社會轉變成需要緊密結合的共同經濟，如果個人不適應社會體制，想找個郊野遺世獨立的生活，也難以達到。所以爲了在社會體制中跟隨體制運作，人們必須努力跟隨社會脈動或群體變動以求不脫鉤，但這種「跟上潮流的需求」促使很多看似自由的選擇，不再是個人內心眞正的選擇，許多人將選擇當成人際交往的工具，例如：選擇迎合上司而追上司在追的劇、選擇參加不想去卻有很多人脈的聚餐、選擇自己明明不喜歡但卻是他人眼中的明星學校。在追尋社會潮流的過程中，人們容易失去自己的著力點，繞著他人與潮流進行選擇，自己的內心反而受到忽視，疲累且孤寂。人們花費大量時間快速呑食、消化各種資訊並轉換於各種選擇之間，卻淹沒在茫茫人海裡，本該獨立的自我又被自己融入周遭群體的選擇所掩埋，失去了眞正的自由，被人們內心跟隨社會脈動的需求所綁架俘虜。人們心中的準則與自由都還在，卻總被自己說服，而變了樣。

而大眾其實也都查覺到了這樣的焦慮，所以爲了解決這些精神消耗與壓力，娛樂傳媒產業興盛，人們在進行娛樂的同時，也被傳媒無聲無息的行所操控了，陷入流行的追尋。流行的跟風讓人們有機會在朋友圈大聲宣告我還存在，一波波的炒作，無窮無盡的流行風潮，長期或短期的話題，文青或不具文青特徵的話題，我們都很難逃過。每個人的關注點與想法在傳媒的影響下，不知不覺的在短時間內，隨著媒體的營造，快速的被強化或改變。人們在疲累中喪失的似乎不只是選擇，也喪失了獨立的思考，成爲風向的跟隨者，成了搖擺的族群，沒有了自己的想法，快速的轉變。

在舊社會的文化準則變弱，自由變大的情況下，自由選擇似乎開始加入社會目的性，規範雖然不再但社會潮流卻取而代之的指揮著群眾，自由其實沒有想像中的純粹，規範也繼續約束著群眾，只是轉換成了潮流的模樣。

聯合國教科文組織對新世紀文盲標準重新下了三類定義：

第一類、不能讀書識字的人，也就是傳統意義上的老文盲。

第二類、不能識別現代社會符號的人。

第三類、不能使用電腦進行學習交流和管理的人。

也有人說，21世紀的文盲是不懂利用網路資源的人。

在擔心被甩出數位潮流，成爲新文盲的恐懼下，規範在自由的選擇中不僅沒有消失，反而緊緊的在潮流中壓迫著每一個人，建立了一個新的且隨時快速更換的等級制度。大部分人都怕被落下，所以大部分的時間與注意力都用在了追逐潮流上，不再往內看向自己的內心。

與「自己」對話是必需且重要的，但外界的聲音太多，掩蓋了「自己」的聲音，看不見「自己」的存在。「自己」就像是稀有動物，了解他的人非常少，大部分人都有聽過並了解他的重要性，但卻沒有眞正接近過，也不曾花時間去了解過。

「自己」的聲音非常的微弱，弱到有可能只要聽到任何人，當然也包括諮商師，發出任何的意見，就又會把自己遺忘到自己找不到的角落，開始搬弄腦中任何相似，但卻是過往別人曾發出而被自己儲存在腦中的想法，又開始依照被輸入的模式演出，不穩定的隨環境變動，自己彷彿不復存在。雖然這樣的自己也是自己，但個人原本的意識行爲，被環境中潛在散發的意識所取代，是否會讓人們失去穩定性並更容易被操控？是否會成爲法國群眾心理學家古斯塔夫·樂龐所認爲的烏合之眾？這是人們想要的嗎？

忽略自己容易導致茫然，失去自我。「忙」、「盲」、「茫」，眼盲、心盲的處在世界而失去方向，這不是個人的病，卻是社會的通病，讓人們越來越遠離自己的心靈。如果我們的心靈是個花園，想必在「忙」、「盲」、「茫」之中，一定是荒蕪一片。如果可以，我們是否能重新讓心靈重回「夢田」。

探索性繪畫療癒就是想要利用繪畫來讓人們閱讀自己，重新審閱自己，用一種輕鬆的態度與方式，讓失聯的內心得以敞開，引導人們在繪畫之中，重新看見自己，和自己對話。所以探索性繪畫療癒想要把第一主角的主導位置讓給來訪者，諮商師退居其後。

探索性繪畫療癒想跳開規範與自由，想跳開來訪者對訊息的接收與服從的焦慮，所以弱化了諮商師的傳統功用，讓諮商師著力在更深層的營造內涵氛圍上，繼而將主導權交還給來訪者，引發來訪者的開放並給予賦能。期待未來能成爲增進大眾對自我的探索，改善大眾心理亞健康，成爲促進社會心理衛生的有效工具。

在本書的第一、二章中，主要在敘述我本身形成探索性繪畫療癒的過程與觀點，第三、四章，則主要講述探索性繪畫療癒施行時的重點步驟與特色，第五章則以來訪者的繪畫作範例，讓大家了解探索性繪畫療癒應用的廣泛，第六章則以來訪者的角度說明在探索性繪畫療癒活動中的心理進程，第七章，講述的是宏觀下的思維與諮商師專業訓練外潛在態度的差異。

本書仍有許多的不足與缺陷，需要各位先進的指教，但我誠摯的希望這會是一條通往自己內心的道路，讓我們的內心都能更加安定與美好。

目錄

第二章　基礎概念／035

第三章　怎麼進行？／057

第一章 探索性繪畫療癒的前行之路

在這個章節中，敘說了關於我從不同的角度觀看藝術的作用，進而促使我使用藝術療癒來發展，做為協助來訪者進行自我探討的工具的原因。

這些角度包含了藝術本身的作用，我自己的藝術體驗以及我過去在不同環境中，對各種藝術療癒的作用觀察，以及各種理論的綜合概念。

尋找可行之路

在前言中我們有提到，世界越來越難以有清楚的界定，原本有著自由性質的選擇也逐漸失去了該有的純粹而成了工具，當世界越來越交融的時候，「自己」也日漸變的模糊。眼前出現一個新的問題，不是到底該怎麼評估人們有沒有疾病、疾病類型或者疾病的程度，也並不是能否讓人們擁有在藝術表達中的自由，而是揭開表面，裡頭眞正的「自己」是否還存在？還存在多少？保持著多少的連繫？還是已經全面斷聯？我們還擁有「自己」多少？面對新的社會型態產生的新問題，也許我們該採用不同的視角去做好個人的心理保健。

生病了需要治療，但人們需要的不僅是去除病態，人們也需要心靈的潔淨與堅定，需要與自己靠近，需要了解自己的現在、過去和未來。去除內心的迷茫與慌張等情緒，給予自己包容，看見並接納眞正的自己，才能面對不斷變動的世界，打造更好的自己，歡樂的前進。如果人們都可以不輕忽自己的內在感受，善待自己的心靈，便能從內在產生更多堅定的力量，去眞實面對快速變遷的社會節奏，而不會只是隨波逐流、迷失自我。

整體社會的心理健康，其實是要靠大眾才能支撐。雖然心理諮商師負有責任，但僅憑心理諮商師是無法負擔起拯救世界的責任，眞正能對社會心理健康有重大貢獻的，是廣大群眾。如果廣大群眾都擁有良好的健康心理，整個社會都將因多數群眾，穩定的情緒與健康的自我而受惠。所以我們需要做的，不僅僅是幫助定義上有疾病的人群，更需要幫助一般人擁有良好的心理素質，在心理衛生的範疇，去除亞健康的問題，正視自己、擁有眞實的自己，才能締造健康的社會。所以我們需要開啟新的方向，正視現代社會很普遍忽視自我的現象，重新讓人們看見眞實的自己。雖然群眾被認爲是烏合之眾，但如果群眾的大部分人有穩定且可彼此支持的力量，那烏合之眾也會不再是烏合之眾，而是可以彼此支持療癒的群體，持續的擴散正向的影響力。

而生活在這個被訊息淹沒麻木的時代，過去常用來傳播心理健康訊息的講座形式，它的效用也同樣被生活中的種種訊息所淹沒，所以我們需要新的型態來維護整體社會的心理衛生，而藝術療癒中可能引發的心流，會是個讓來訪者重新回到自己內心不錯的方式。

創作與內心

不論中外古今，藝術一直是許多人的精神寄託。不論是欣賞李白半夜孤單時在船上對影成三人的吟詩作對，或喜愛上梵谷一輩子寄情的繪畫，藝術總能觸發許多人的感觸。雖然我們不能確實的感知藝術家們創作時的眞正情境，但我們總能「想像」並揣測著這些觸動人心的藝術名家心中的感受。實際上藝術家們心情不好的時候創作，心情好的時候也創作，將感受都投入了創作中，所以我們可以在他們的創作中感覺到他們跌宕起伏的人生與當下的感受，喜怒哀樂、希望與失望，這些創作不僅充滿了技巧，更充滿了情感、充滿了生命力。

其實每個人只要是進行眞正以自己內心感受爲基礎的「創作」都會具有生命力，一如那些名家。一般人的作品雖然在技巧上無法跟藝術家相比，沒辦法登上藝術殿堂，但在作品內涵的故事上，卻沒有優劣上下。每個人的創作作品背後都有獨特的感受或者故事；每個故事與感受的描繪技巧或許有優劣，但每個作品背後的故事則沒有優劣，都是唯一且眞實存在的。

創作的過程，就是和自己對話的過程。在繪畫創作過程中，心中的感受會層層疊疊的不斷替換，這個顏色似乎該暗一點或亮一點，那個物件似乎該大一點或小一點，憑著感受不停的調整，雖然也說不出個具體的爲什麼，甚至畫完之後跟原來的想像完全不一樣，但最後就是想這麼畫才舒服。在畫的時候啥理由也說不上爲什麼平衡，就是心中的潛在感受協調到最後的表現結果。

就像我寫這本書，雖然是有意識的進行，也是有著創作的潛在過程。這裡塗塗、那裡改改，一次又一次的和自己寫出來的思緒對話，寫完之後又重新看，放了一陣子之後再繼續看，看見多餘的地方、看見不足的地方、看見好的地方、看見不好的地方，然後一遍一遍的修改，更貼近自己眞正的意思。

創作沒有一個準則，也無法清楚作品最後的模樣，只是你會很自然的感受或思考，然後修整的越來越靠近；讓自己越來越接近心中眞正存在，但難以說出或被長久忽視的世界，不管你的作品會不會擠上名家，不管你的技巧是否出色，其中潛在蘊含的故事沒有標準，用心體會就能貼近眞切的內心。

人生總是可以用不同的角度理解，藝術和繪畫也是，我們可以在同一個作品上分別尋找到對自己呼應的意義，不論是對他人的作品或自己的，我們也可以經過討論或解說，打開完全不同的視野去欣賞原本自己沒有察覺的，在更寬廣的角度中尋找自己、發現自己。

藝術沒有絕對，是多角度的，自己的內心也是。

我的創作感受體驗

每個人都有創作的能力，只要放下「我不會創作」這個自我侷限的想法，每個人都會成爲自己的創作大師。如果這個創作是以自我內心的感受表達爲主，那就接近自我了解的目的。

我年少時曾經以各種創作來抒發自己的感受，並慢慢的體會到經由創作，我可以更清晰的了解自己的想法、感受、來由，有時候也能從不同的角度再次觀看同一件事，或者將情緒整理、維持理性、放下、展望。所以創作也成了我長久以來探索自己、調整自己的主要途徑之一。

在我小學的時候，我還沒有任何正式的創作，但我喜愛唱歌、喜歡彈琴、喜歡蒐集有著小文字的小卡片、喜歡蒐集報紙上美麗的圖片，我在這些美的事物上，投射了我心中的情緒與想像藍圖。等我長大些，心中的感觸更多了，投射於蒐集到的藝術小物已經滿足不了我，我便開始創作，直接表述。後來嘗試著寫歌曲、畫畫、拍短片，我常常在這些創作中看見自己的內心，藉以平復自己，思考自己。

我還記得我29歲時的一首創作歌曲〈空虛〉的創作情境，那時候從南部上臺北，在東區租了一個房子，日復一日的工作著，沒有覺察到自己已經遠離了人群、偏離了目標，有一天半夜，我突然從睡夢中醒來，腦中出現了旋律以及以下歌詞：

醒來，一陣寂寞襲來。

空虛，輕易從被中散開。

星星，被關在門外。

我，被關在人群之外。

打開燈，只聽見嗡嗡的日光燈。

像雪，冷清的空氣中竄升。

寂寞的羽翼，在擁擠的窗口。

想像著，被釋放的快樂。

在歌詞中陳述著我感受到的房間景象與身在其中的感受，一直被我忽視的寂寞情緒。這些是我在白天忙碌時，沒有在腦海中思考過的事情，我透過整理歌詞開始思索並認識到，自己因爲離家又沒有同好產生的孤獨感。

日有所感，夜有所夢，我並沒有暗示自己要創作，我只是不阻止內心感受的出現，並且在內心感受自然竄出的時候，用心的去捕捉細節，並且思索，將之具體化、將之完整。我也曾經試著在沒有出現內心感動的情況下純粹爲了創作而創作，結果產生的作品連我自己都不喜歡。

在創造中，我理解、抒發並安放自己的感受，探究並思索而在創作中開創了新思路。現在回顧過去，也的的確確可以看到自己感受與思緒在作品中留下的痕跡，所以我對於「經歷感受，並以感受來創造」可以引發修復這件事，一直是了解並受益的。我心裡的那個藝術對我進行療癒的作用方式一直在呼喚著我。

創作是很奇妙的，它總會閃現出一些眞實存在，但一直被自己忽略的事，可以跳過人們的表面思維，所以我認爲藝術療癒是個很好接近來訪者內心的窗口。我感謝過去藝術曾經給我的幫助，也相信藝術可以幫助其他人，我認可藝術曾經打開過我內心的能力，所以我也想藉由藝術打開其他人的心。

不同的療癒形式在我過往工作中的運用

療癒有很多種類，不管是廣泛的表達性藝術療癒、休閒療癒、園藝治療或其他，每種療癒形式都各有自己的特色、適合人群與目的。

例如有些舞蹈形式的療癒方式，來訪者不需借助工具就可以參與，而在參與的主要方式是依賴參與者的即時表現或互動。這種類形的療癒方式，因爲參與者的任何表現都會毫無時差的馬上被他人看見，所以這樣的方式對於不習慣將自己展現在他人面前的參與者，需要較多的時間來暖身，但一旦眞的投入其中，在過程中逐漸改變的不再擔心展現自我的心態，會更深的讓來訪者感受到自我的拘謹到舒展的不同，更願意釋放。所以這種直接展現的療癒，對於較害羞的來訪者，有很大一部分，可以收獲增強自我表達的勇氣。而對於原本就習慣於表達的來訪者，就會更能正視自己當下的感受。

園藝療法以及寵物療法等形式就比較間接溫和，不需要來訪者主動的展現自我，只需要來訪者不會過度擔心親近土地或害怕動物的問題，願意接受照顧植物的工作，或者不排斥寵物的來訪就可以進行。不用擔心療癒過程中的植物或動物會評價自己，可以進行靜默的、被動的互動，根據自己的接受程度給予他們照顧與愛，或從他們身上接收到滿滿的安全感，擁有較高的掌控權，並不需要爲展現自己而焦慮。

而敘事等需要長時間思考創作的療癒形式，不同於音樂、舞蹈等以即時表現與感受回饋爲主的形式，這些形式可以透過創作慢慢的進行思緒的整理，開展不同角度的觀看，並可留下能夠不斷反覆咀嚼思索的作品，所以療癒完成之後，也能繼續長久的詳細探討自己。

這些不同的療癒方式各有特點，我也很幸運的，有機會在過去的工作中，接觸或使用過這些療癒形式，讓我對這些不同形式的療癒有了更多的認識與實踐學習的機會。以下便是我的工作經驗分享：

一、角落咖啡劇場

20多年前，我在角落工作，這裡是我藝術與休閒療癒工作的最初啟蒙地，一個有趣、多面貌的社會企業。這裡服務不同的障礙者，有智能障礙者、腦性麻痺者、精神障礙者、唐氏症障礙者等，機構提供障礙者們餐飲職業訓練，並提供各種藝術療癒課程。

餐飲訓練的內容有煮手工咖啡、打做分層冰熱拿鐵、做傳統提拉米蘇、小餅乾、起司蛋糕、快速簡餐製作、客人接待、盤點備貨、結帳、清潔等等你所有能想到的咖啡店工作內容。療癒課程有舞蹈治療、音樂治療、戲劇治療、繪畫治療、園藝治療、寵物治療、閱讀治療等等。不論餐飲或療癒的課程都很豐富。

這麼多的課程每個參與者都必須先一一學習，然後再由提供療癒的老師依照參與者在課程中的表現，擬定個別化的訓練課程加以發展精進。

每個參與者的喜愛與收穫的課程不同，表現也不同，但這跟他們的障礙類別或程度沒有絕對關係，而是跟個性或想法較為有關。能夠做到跟障礙類別或程度低度相關，其中一個很重要的關鍵是角落的信念基礎，支撐著角落中的每位障礙者可以擁有自己的選擇，而不受限於障礙本身，信念的部分後面會提及。

想法多樣的參與者喜歡可以表達的繪畫；調皮的參與者喜歡不會輕易把事情搞砸又可以偷懶的園藝；堅定的參與者大部分事都可以勝任，也可以從學習過的事物中變化，但沒有那麼喜歡純粹表達的繪畫；在家庭中比較不被要求的參與者，通常很難在任何課程中表現出色或呈現興趣。雖然進行這些歸類的時候我盡量客觀，但其實仍有極大可能是我有色的個人視角所影響，小樣本的觀察的確有著侷限性，不過在療癒活動中不同參與者的收穫會有不同是事實。

在我們服務的對象中有幾位的表現很令人驚艷，其中的一位幾乎是全方面的長才，令人意外的是他是一位中度智能障礙者。他可以從開店、點貨、叫貨、點餐、做餐、做飲料、收銀、算帳、清潔一直到關店，一手包，堪稱是鎮店之寶，也是咖啡店的店長。留他一個人營業一整天沒有任何老師陪伴對他而言，是完全可以勝任的稀鬆平常之事。

對於角落劇場藉由藝術療癒以及職業訓練，將一位中度障礙者培育成一家咖啡簡餐店的店長，打破了一般人對障礙者的既有印象，著實令人感到奇妙，所以引發了一些可以探討的問題：

第一、藝術療癒是否真的對職業訓練產生作用？

第二、障礙手冊評鑑結果與未來發展的相關性高低？

第三、可以複製嗎？

第一個問題：藝術療癒是否真的對職業訓練產生作用？

我個人認為沒有直接相關，但有間接相關。中介變項有可能是基於個人對自我滿意度的提升，以及環境與訓練提供者的認同。藝術療癒提升了參與者的自我滿意度，以及對療癒提供環境的認同，所以在自我能力上不再怯懦、願意嘗試，並願意虛心接納環境的教導，所以提升了學習的成效；換言之，在參與者心中的某部分被打開了的時候，也就是參與者願意成長展現新能力的時候。

第二個問題：障礙手冊評鑑結果與未來發展的相關性高低？

接受服務的這些參與者，大部分的學習能力跟手冊的評鑑結果大致符合，但每個參與者後續發展與手冊評鑑結果的相關性則沒那麼高。因為學習能力只是眾多優秀品質中的一種，真正的後續發展還受很多其他因素的影響，例如：個性、家庭支持度、喜好等影響，而藉由各種療癒方式來改變個人動力，也是一種有效改變結果的可能方式。

第三個問題：可以複製嗎？

當時的角落咖啡劇場，除了本店是由前面提及的那位中度智能障礙者擔任店長，另外還有其他據點是由其他的輕度障礙者擔任店長；而服務密度會在特殊時段內蜂擁暴增的店，則配置老師陪伴，所以基本上是可以複製的。但我認為如果要複製，有一個必須重視的要點，就是在各種療癒和訓練之間承擔起串連的組織文化氛圍。

其實在角落裡面營造了一種不同於社會觀點的微型生態，在角落裡最重要的氛圍是信任與開放。信任所有障礙者和工作者都做得到，信任每個人都有能力與潛力，信任我們都可以撕掉身上被評定為缺點的標籤，信任我們可以創造，信任我們不同，信任我們彼此的平等，信任我們可以互相協助各取所需而成長。

在這樣的環境裡，障礙者被以平等的態度對待，凡事可以依實際能力調整，凡事可以靜靜等待成長，凡事可以有自己的看法與意見，凡事可以討論，對障礙者不過度強求，但也絕不寵溺，每個人該承擔的責任就必須承擔，包括障礙者。因爲不管是誰，都有可以被他人看見的能力。

在這樣的信任環境下，障礙者的個別被看見，每個人身上不再只有手冊上評定的標籤，而是獨立存在的鮮明迷人的個人性格與愛好，因爲課程訓練者看見參與者身上的細節，所以便可以根據每個人的特性設計工作，給予任務、量身設計，而不是依據障礙手冊上的障別程度。

在這樣的氛圍下，培訓出的不只是咖啡店店長，還是可以進行「現場即興」的手鼓表演者和演員。我印象很深的是在某次表演過程中，兩位障礙程度分別爲智能障礙中度與輕度的主演，在舞台演出中不小心把手中要遞給對方的物品滑掉了，我們一旁的老師都驚到了，但是兩個主角很有默契的停了下來，然後不慌不忙地把物品撿起來，沒有任何慌亂的破綻，繼續的把整場戲演完。也許他們在傳統能力評估所得到的評價不高，但在戲劇演出中，他們確實的展現了比大多數人還要強的穩定性與應變性，一種難以對障礙者評鑑的能力，並且獲得了讚揚，就好像阿甘正傳的主角一般，令人意外且佩服。

另一場我印象深刻的戲，則是由現在仍活躍於小劇場的吳思鋒先生，專門爲一位重度腦性麻痺障礙者設計的一場戲，吳思鋒先生根據該障礙者肢體難以細部控制的極高度張力的特性，搭配上彈性布與燈光的運用，再配合音樂氣氛的營造，創造出設計視覺上與意涵，都展現了破繭而出的感受的一場戲。戲劇中障礙者眞實軀體上的高張力扭曲與掙扎的演出，不只在外在的形象上演出，也表達了障礙者內心想掙脫被肢體限制的怒吼，感動了觀眾，更讓身爲主演的障礙者全然的融入其中，盡情演出。

這些障礙者在舞台上無畏的演出，是因爲他們在日常便得到了信任，**允許展現自己，不需要擔心被批評，不需要擔心有標準，所以他們願意在藝術的形式中，透過藝術的放鬆與回應，表現自己細膩的情感與能力，允許眞實的自我存在**，這是一個很重要的重點。

整個系統以氛圍爲主軸、藝術爲平台、運作規則爲表象，進行各個層次的交流與互動，來達成協助所有人成長的目的，發展並顛覆原有自己的可能。在角落裡，藝術不僅僅是個藉由活動達到療癒效果的通道，也是障礙者重新打造自我形象，呈現給社會群眾並表達心中，那被隱藏許久冷漠對待的熱烈情感的通道。

要開展一個人的能力，必須先用信任與責任去掉標籤的限制。當一個人知道原來有人可以接受他的眞實模樣並陪著他一起努力，並且看重他所擁有的能力，而不是缺點，他才會放下被外界標籤的模樣，不再侷限自己，才會願意呈現眞實的自己並探索自己。

這個場域看似只是一個簡單的職業訓練場所，實際上卻是一個極具動力與感染力的隱形的氛圍擴散中心，無邊無際的向外延伸，因爲主軸不是規則，而是信念與氛圍。

在這裡讓我感受到了，唯有諮商師衷心的擁有平等與尊重的信念，才能在自由氛圍下自然的讓來訪者，從各種藝術療癒中產生動力，才能將療癒的能量一直向外蔓延，生生不息而不枯萎。

二、心路基金會休閒服務組

大約在15年前，我在心路基金會黃慶鑽主任的領導下，服務於當時的休閒服務組，進行藝術療癒和休閒療癒的工作。那時黃慶鑽主任對我的教導是「障礙者自決」，由障礙者自己決定。這是一個對當時的我而言非常新的概念，讓我在角落劇場學到的與被協助者間的互相「信任」的概念，又擴大延伸了。不只是信任障礙者可以有能力「完成」，也信任他們應該並且可以，需要被訓練或應該被歸還的，「決定」自己要做的事的權利與能力。而這包含著不得不面對的「未來的必需」。

什麼是「未來的必需」呢？我們都知道障礙者的部分能力的確沒有其他人優秀，所以在這樣的粗略概念下，許多人都會給予障礙者協助與保護，也許基於愛心，也許基於效率，也許基於不信任，總之協助者希望事情能夠準確地被完成，但對障礙者而言，一再的被協助的結果，也等於被剝奪了學習的機會與動力，而在障礙者的照顧者（父母或手足）凋零之後，沒有人照顧的障礙者就不再有任何生存能力，無法生存。所以具有可以自己判斷與決定的能力，是未來的必需。

給予全面性且直接的協助、引導，這件事看來善意完美，事實上卻可能在善意下無意識的對被協助者的未來，布下了更加難以突破的困境。

因爲細緻且全面的協助，實際上會剝奪被協助者發展自我的各項能力，讓被協助者更依賴他人協助，自我原本具有的能力變相萎縮。這種善意反而形成惡性循環，不只會導致被協助者變得更需要他人協助，協助提供者也會漸漸發現對方成了擺脫不了的沉重負擔，雙方都無法受益。所以「自決」是個值得且必須被倡導的概念，讓每個人有機會去做自己的決定，承擔起自己的責任，而不會過於依賴他人，喪失了自我，協助提供者也能保有能量提供更長久的服務。

這個概念不只可以應用在障礙者，其實可以更普遍的應用在一般人的生活，親子教育、職場管理、夫妻關係等其實都需要。

一個人越有機會面對自己的成長，不成天企盼著藉由他人之指揮解決問題，他就越可能解決自己的問題，不成天想著幫他人承擔起責任，他就越能看到他人卓越的能力。只有相信自己、相信他人、彼此信任，才能讓每個人成長，而不至於對彼此造成負擔。

在心路基金會的休閒藝術療癒課程，有別於角落咖啡劇場重視個別性，他更著重每個人都要遵守自己的本分、承擔責任，共同發展團體的歸屬性以及人際間的互動，架構出人際互助網路，我為人人，人人為我。

一樣是即興舞蹈療癒課程，在角落劇場就比較著重將來上台，所展現的自信與融入的個人能力掌控，而在心路休閒服務組，則更注重彼此間肢體互動設計，讓與他人接觸困難的人，可以合理的接受與他人的接觸，慢慢的，一次一次的突破自己的極限，打開對他人的接納。

一樣是擊鼓課程，角落咖啡劇場就更注重即興發揮的合作，心路基金會休閒服務組就更著重整體一致，主擊鼓與跟隨者的配合。

合唱團練習，更是團體歸屬的強化概念。合唱團的活動除了利用音樂進行情緒的抒發調整，也藉固定的活動增加團員人際互動的機會，固定的活動、穩定的見面頻率，在穩定的歸屬關係中，加強情緒的穩定性。

在心路基金會的工作經驗中，我學習到將責任歸還給來訪者，讓來訪者自決，並且必須由來訪者自行負擔起投入療癒的責任。因為在這樣的理念下，彼此的干預更少，更獨立，也更理性，不會掩蓋了來訪者的能力，也長期的減少了執行者的負擔。

三、台北勝利潛能發展中心

當時我在這個單位工作時，主要是為肢障者提供電腦繪圖職業訓練服務。電腦繪圖基本上是一門技能課程，所以主要目的是讓他們通過訓練學會一門工作技能，而不是產生療癒作用。這本來只是個很一般的職業訓練，不帶有任何心理成長的成分，但在學員的學習過程中，「創作」卻發生了。一個極重度腦性麻痺障礙者在繳交創作類的作業時，探索了他自己的人生，並開展了他眞實人生接下來一連串的美麗故事。

訓練一開始，透過評估了解到這位障礙者的身體只有腳掌具有長期操作電腦的能力，所以團隊特別爲他設計了腳用軌跡球，讓他用腳操作電腦，上課學習並完成作業。

在學習的科目中，有一門叫Flash的動畫軟體課，需要學員製作一段動畫才算及格。這位學習者和我討論他苦惱著不知道該做什麼主題的作業，所以我建議他參考謝爾先生的經典繪本《失落的一角》的動畫影片，並和他討論著有哪些主題，適合以一個線條很少，但帶著感受、追求、遺憾、了解的各種豐富情感，來做一個簡明動畫的表現，他反覆的咀嚼，最後決定畫下自己的故事。

他完成了，那是非常動人的一部短片。但故事到這裡並沒有結束。

這位極重度障礙者原本的學歷是小學，後來繼續進修，拿到了碩士文憑，完成了自我實現。這些改變在其他參與者身上並沒有發生。

我相信那個動畫創作是他和自己眞正對話的開始，在創作中，他開始整理自己，也開始問自己，過去、現在、還有未來，慢慢的重新建構各種可能。在動畫製作的過程，他不斷的自我對話，我可以嗎？我可以吧！我還可以到哪裡呢？我還可以更好吧！我只能是這樣了嗎？我甘於只是這樣嗎？那個動畫，讓他重新探索了自己，願意鼓起勇氣前去。那個動畫帶給他最重要的點，是他在創作過程中的自我探討，**他自己內心賦予的力量與肯定，而不在於他人對他的定義**；只有他賦予意義的創作，在他所思索在意的意義中探討，才有意義，才能鼓勵他自己前進。他人對他的作品的理解或評斷，不管是好或壞，不論是否指出他的傷處、指出他的心理狀態等等，都毫無用處，因爲這些他都清楚，他一輩子都在面對，比任何人都久。他也不需要其他人告訴他該怎麼做，因爲處在他的狀況下，不但身體極重度障礙，還居住在可用資源極度缺少的偏鄉，在可見現實下可以改變的方向與可能都太少；在心理上也沒有人能眞正同理他從小到大的經歷與心情，如果在輔導上一味的不斷強調正向積極的態度又太傻，唯一眞正可以改變的只有他的心。只有當他自己願意出發並克服其他人都不能想像的難關的時候，他的世界才有改變的可能。我們能做的就是引導、跟隨、陪伴、討論，在他思考過後給予他所要的幫助，而不需要去畫蛇添足的描繪那些已然存在的事實。

在這段意外收穫的工作經驗中，我認識到了開啟來訪者的內心感受主動性，才是一切改變的源頭。

藝術總會在不經意間打開人們的感受，進而浮現粗略的想法與思緒，然後諮商師才有事可做。如果藝術和參與者之間沒有火花，諮商師不管做了什麼，也無濟於事。就如整個計畫中的其他參與者，面對創作時只著重技能展現，沒有進入感受狀態，那就什麼事也不會發生。

四、中輟生輔導班

這是一個奇特的班級，服務的對象是中輟生，開設的課程內容是木雕、石雕、陶藝、園藝等各種技藝課程，任課老師大多有著不凡的藝術成就，且充滿了愛心。雖然這些老師有著良好的藝術水準，但這些課程還是被定義成技藝課，而不是藝術課。因爲不論是開課的校方，或者授課的老師，都很希望孩子能夠學成「技藝」，得到一技之長，離校後可以找一分「正正經經」的工作，走上「正軌」的人生。開辦者認爲只要在這些技能上能獲得成就感，未來獲得工作，就可以穩定的解決這些學生大部分的問題。

另一部分，也是問題最大的一部分，這些課程開課最大的目的是希望學生可以在這些課程裡面「修身養性」，進入規範，不再搗蛋、不再闖禍，可以讓師長們不再頭痛，而不是主要應用來正面解決孩子不良行為的根本心理問題。

孩子需要學習技能沒有錯，孩子需要被規範也沒有錯，這些都是非常實際且立意良好的想法，但忽略孩子的內心需要被正視處理的問題，轉移焦點到學習技能而期待孩子能夠在其中被改變，就如同把孩子悶在壓力鍋中一樣，最後不得不爆炸。這些孩子在一圈又一圈無法成形的拉坯活動中，在一刀刀失手的雕刻磨練中，在一鋤鋤的烈日下的翻土訓練中，老師們再濃的關愛，也關不住那沸騰又永遠無法改變現狀的無奈感覺，反而強化了無法宣洩、無人理解，再努力也沒用，想要另找出路的感受。

一顆糖可以藉由血糖濃度改變心情，滿出桌子必須吃完的糖卻會讓人恐懼到想逃開。這些大量充滿著修身養性寓意的課程，對十幾歲的少年來講實在太沉重。鍋中的熱氣未散去，心中的火依舊燒著，又迎來在課程新鮮感之後繼之而來的挫敗感，怎能讓鍋不爆炸？所以剛開始大家都挺遵守規矩的照表操課，漸漸的大家開始遲到、逃課，不見蹤影。

後來，陶藝老師也放棄了讓大家拉胚，改成隨意的捏陶土創作，然後，有一個小的變化開始了。

雖然大部分的孩子還是翹課去了，因為他們內心煩躁到不知道要捏什麼，想捏的形狀又捏不出來，所以留下來繼續課程的學生很少。其中有一個孩子讓大家驚訝的捏了一整套的百鬼夜行，好幾十個作品，非常生動精細，連陶藝老師都讚嘆不已。這個孩子陳述自己喜愛日本文化，他覺得這些鬼其實不可怕，反而感覺很可愛，每個鬼都有自己的特色，有著自己的故事，可以感到他的這套作品在某種程度上，展現了他對離經叛道之人的憐惜，也反映出了他對自己處境的捍衛。

在這個班級裡，我對於一般人對藝術療癒的期待有很深的感觸，**許多人都把藝術和技藝搞混了，也把藝術模仿和藝術創作搞混了。藝術作品可以講出內心的故事，但必須有足夠的創作空間，內心的主角必須是自己，而不是模仿他人的複製品**。依樣畫葫蘆的作品，只有技術，就算可以同樣複製出藝術的模樣，參與者卻空洞的說不出故事的內容。可惜了主辦校方用盡了心思和努力，找到各位有地位的藝術家們爲孩子授課，期待藉由藝術技藝在孩子的身上開花，但卻用錯了方向。藝術如果被當成修身養性的約束工具，不只無法有感受的咀嚼，反而容易產生壓抑的蓄積而爆炸；急於開花，卻反而引來群蟲吞噬而亡。

過去經驗的回顧

就像NLP系統是透過整理許多大師的經驗，才統計出的有效的執行方法，我覺得那些在我過往經驗中，曾經令我感受過其強大效果與收穫的，帶給我震撼與感動的概念，也應該被融進探索性繪畫療癒中使用。

由前述提到的我過去的那些經驗過的各種藝術療癒的發生與應用，我們可以理解到，療癒的執行是相當多面性的，在實施時就有各種不同的觀點與策略，同樣的療癒方式在不同目的、不同諮商師採用的施行策略以及環境氛圍下，會有不同的側重點與收穫，功能從接納、提升動力、能力、穩定情緒、擴展人際、釐清目標、呈現自我等等數不盡的不同目的。

藝術之產生療癒，也不一定被安排在他原本施行的目的中，因爲只要在藝術中產生觸動的時候，就是療癒開始的時候。可能性極大、極廣，無處不在，只待發現，不必拘泥。從後面的台北勝利潛能發展中心和中輟生輔導班的例子中我們可以看到，參與者在參與那些不以心靈療癒爲重點的課程中，也可以默默的改變參與的方向，對內心進行自我的探索。在這些例子中，藝術很明顯是一個具強大吸力且超然的媒介，如果參與者對自我探索的意向強烈，且原本技藝性目的可以被允許放棄，療癒便可以在藝術中自行萌芽。當來訪者表達的意願被勾起，諮商師要做的協助甚至可能就只是簡單到僅是協助排除表達的阻礙罷了。

我們回到在講述角落劇場時曾提到的以氛圍為主軸、藝術為平台、運作規則為表象，在這個敘述上繼續探討。

在角落，戲劇是一個平台，其中包含多重概念同時進行：

第一、參與者在戲劇技巧上是必須實際學習到位的。

第二、老師教導方式是漸進的、有趣的、事先暖身的，以不會對參與者造成負擔的方式，引導參與者學習。

第三、老師在平等互動的態度氛圍下，很自然的為參與者留下可能的自我展現開口，為參與者的主動表達提供機會而不遏止。

第四、藉由實際演出的機會，增加參與者自我重要性的感受，加強參與者對自身的認同與關愛。

第五、藉由戲劇中的情緒表達訓練，讓參與者可以學習表達自己的情緒或控制自己的情緒。

第六、在戲劇中練習如何與他人互動、合作。

第七、了解並遵守戲劇環節中的連續性、順序性及秩序性。

第八、訓練參與者能將自己自然呈現在大眾面前而不害怕。

第九、確實進行演出，將成果展現社會大眾打破既有印象。

其實在戲劇中同時傳達的概念非常多樣，這些目標不是被列舉出來的，運作的時候，老師也不一定會在口頭上強調或特意將之設定成需要達成的目標，而僅是在完成主要目標的表面規則下，所自然產生的概念傳遞或學習塑造，以潛在的、去焦點的、開放的、自由的方式讓參與者在「我可以」的氛圍中完成改變。

氛圍是角落一個看不見但極度重要的條件，主要是由組織的信念爲核心，由活動引導者調控不同層次的目標所營造，與目標設定、主動感受的容許度、個別化、回饋等都相關。

說到氛圍我想要舉例一個氛圍營造非常強的展覽。

那是在台北市立美術館的一個年代久遠的展覽。一進到展覽廳裡面，就看到了地上布滿了一整片，一個個位在隱形格點上連針尖方向都一致的整齊排放的圖釘，我本來以爲又是一個碩大就是美，用數量和耐心擺放，來博取眼球的，只有表面皮囊卻沒有流動精髓的作品，但我錯了。

這是一個枯燥的現實與意義充滿兩者，同時存在的完美結合。

當我移動進入展覽空間，才驚覺到那些圖釘弧狀的表面，被隱藏在空間中眾多不同角度與位置的燈光所反射，形成如繁星般閃耀的不規則光芒的閃耀圖釘海。地上滿滿的繁星跟隨著我的每一步移動而呈現出不同角度的閃耀，彷彿垂手可觸的跟隨並陪伴著我、溫暖著我，我知道那不是天空中高冷又遙遠的心，而是創作者眞誠的用心。根據我站立的位置不同，可以看到不同角度的圖釘閃耀出不同的亮度，越接近房間核心越閃耀夢幻，越接近出口越平凡眞實，看展覽的過程彷彿變成一場華麗的洞穴探險；我的內心從開始的鄙棄轉而驚訝，轉而迷戀。

這個展覽所使用的工具僅是圖釘與燈光，以展覽活動當平台，但眞正感染人的是充斥其中，卻看不見也摸不著的氛圍，是展覽者的信念，而不是材料，也不是技巧，療癒也是同樣的道理。

其實一進入展覽廳，人們便已經被納入成爲作品的一部分，被期待去探索並體驗那環境充滿暖意與希望的驚喜，但這分驚喜並不大張旗鼓的宣揚，就算你到了門口，你也可能因爲覺得枯燥而選擇離去，但一旦你抱著觀望的態度走進，那充滿轉折的驚喜，不論你怎麼移動，都會以不同的角度閃耀來靜靜的陪伴著你，接受你的來，然後接受你的離去，現場極度的靜懿安寧，沒有任合機械的移動發出任何嘈雜的聲響，沒有任何刻意燈光的開啟，只是那麼靜靜的跟隨著你、配合著你，大氣的讓出了主角的位置，自己退居爲默默的氛圍營造者，爲來訪者營造所能提供的最美好景像，讓來訪者自由的決定要停留在哪一片繁星之前欣賞，不加干擾。整個氛圍的鋪陳、營造、轉變、目的的隱藏，極度的簡明高端深意蘊藏能量充滿。

過去那個時代還沒有流行「沉浸式體驗」這個詞彙，事實上「沉浸」這個語詞的解釋與使用的範圍非常廣，最寬廣的意義是讀一本小說或者看一場表演的沉浸，這時候的沉浸指的是專心投入其中的享受，而不是現代藝術常指涉的「科技感官互動」。

這個完美的圖釘展覽，不只令人有互動感受，還超越互動給出細膩無侵犯的溫暖，營造無形的、非言語的、信念上的、態度上的、回饋上的、氛圍上的、希望的、體貼的沉浸體驗。

好的作品營造氛圍，了解轉折、了解各種層次的共存，利用這些不同層次和參與者回應，營造一種氛圍讓人翺翔並沉浸，而不使用刻板的法則，藝術療癒也是一樣，我們可以稱之爲**「沉浸式療癒」**。

就像前面提到的小說閱讀一樣，當你閱讀文字，文字已不再只是文字，文字的鋪陳組合眞正的目的，是爲了營造情節的氛圍，抓緊你的情緒，帶你躍入另一個世界。沉浸式療癒也一樣，諮商師所做的一切，並不應該只是表面的可見事項，而應該是蘊含其中的被認眞營造的氛圍與信念，才能無痕跡的開放帶領來訪者躍入自己的內心，然後藉由表達性藝術將之呈現、處理，進一步產生療癒作用。

當參與式演出與沉浸式藝術成爲當代常見的藝術模式，是否也代表了這時代的人，尤其是年輕人，更多的需要且依賴氛圍的提供，才能讓自己融入並感受？在這資訊過多的數位時代，也許沉浸式藝術療癒，某種程度上是這時代的必然，也是必須。

理論的學習在藝術療癒上的思索

一、焦點解決

這門學科屬於後現代諮商理論，是一種解決導向式療法。十多年前想跟上時代多了解一下不同的學派，沒想到上了之後完全被驚豔。

焦點解決裡的「來訪者才是他自己問題的專家」這句話，完全打到了我的內心，讓我感到寬慰，我心裡吶喊著：「是的！終於有一個學派說出了我當時運作時一直秉持的信念了！」

不論是在台北勝利潛能中心的極重度腦麻者，或者是中輟班的孩子，他們眞正的問題和資源，還有具有的能力，只有他們清楚，他們才是自己的專家，沒有人可以替他們指手畫腳，指點他們的未來，只有他們知道自己是否準備好了、是否準備前行了，而我們應該做的就是跟隨著他們的想法，給予前進時的輔助就好了。

而我最初的起點角落咖啡劇場和心路休閒服務組也是，在那裡不管是哪一個障礙者，他都有參與選擇與決策的權利，有權力參與並選擇自己喜歡的，可以自己評估自己用什麼方式決定工作順序比較適合自己，而不光光只是依照由他人評鑑的能力結果來決定一切，也不是完全依照諮商師的指導，而是由雙方討論所完成。因爲，他們才是自己的專家。

同時，在焦點解決中常用的「一點點」的概念，也是我們一直使用的。當我們使用在障礙者身上時，你更必須清楚的辨識並了解使用一點點的意義。一點點的做法給予了等待、給予了不勉強，代表了不過度期望、溫暖與專注的陪伴，一點點也代表對每一個小小努力的肯定與重要性，一點點也代表了緩慢不焦急的心情，願意接受踏實且平靜，不好高騖遠，彼此接納的氛圍。

這種一點點的概念，在障礙者服務上是很普遍的概念，因爲每一個小小的進步都需要被珍惜，也需要一點點的規劃，所以對於曾經服務過各種障礙者的我，更是極度的認同。障礙者的能力需要不斷的克服原本的被認定的極限來成長，來訪者則需要突破自己的心牆來讓自己內心成長，都是有難度的，所以同樣需要來訪者願意一點點的設立目標來練習與成長；諮商師則必須以陪伴來訪者的態度，跟隨著來訪者以其願意前進的速度前進，以來訪者願意跨出的步伐大小爲改變的衡量，才會讓來訪者得到安全而願意踏出改變的腳步。

焦點中強調並鼓勵來訪者「有效的事重複做」的這個概念，也是對來訪者曾經的努力的認同。以來訪者曾經使用且有效的方式爲基礎，鼓勵其重複做，不僅簡單易懂，也是一種肯定與信心的建立。優先選擇來訪者的既有模式，有效凸顯並增強了來訪者既有的成功能力，而不是帶有否定的修正。也類似於角落咖啡劇場中的信任每個人都有能力的概念。不用去管自己過去有一千件事做不好，現在只要把曾經做好的一件事，好好的重複的繼續做，就會有所改善與進步。

以上所說的這些焦點所使用的簡單易懂的做法，都讓人感受到其對來訪者的關愛與接受的信念，很正面的採用了合作的策略，而不只是把來訪者當作分析或教導的對象。

因爲短期焦點的正面與合作的取向，很適合用來與叛逆期的青少年建立關係，所以後來我在進行高中生線上輔導的工作時，也使用了短期焦點的概念。其中有一個學生的例子讓我特別印象深刻。

這位學生的媽媽每次都向我抱怨孩子打電玩不念書成績差，但學生是否認的。在兩方認知有差距的情況下，我雖然大致可以感受到孩子是騙我的，但我沒有完全戳破，因爲如果來訪者是自己的專家，那他會這麼說應該有他的原因，他不告訴我實話應該也是因爲我還不値得他信任，相信當他準備好的時候，他會自己邁出步伐要求。我繼續以信任、理性的態度，和他討論他口中形容的學習，並給予鼓勵，終於在諮商近一年時，這個學生自動向我坦白，他過去常常跟我撒謊，常常沉迷於電玩，成績也不好，但願意開始認眞的重新拾起書本念書，請我督導他。

他說了之後我內心很開心的想著，我終於用對你長久的信任，來換得你的信任了。我沒有驚訝與責怪，並完全配合他擬定的計畫，一星期後，他已經完全的擺脫了電玩的控制，後來在大考上也取得滿意的成績，考上了好學校。

在這件事情上顯示了一件之前我們就提過的一個很重要的概念，來訪者自己找到的動力才是眞正的動力，也因此我們更應看重來訪者內心的活動，而不是對來訪者加以分析評論。諮商師必須做的，更應該是滿足來訪者的安全感與被信任感，進而找出來訪者自己願意努力的動力；諮商師必須相信來訪者才是自己問題的專家，自己只是來訪者的合作夥伴，這樣的成長，才是眞正屬於來訪者的生命，而不是諮商師營造的短暫光榮。

二、心理劇

雖然之前我工作的角落咖啡劇場中戲劇療癒一直是常態，但都是角落的人員自己進行摸索，並不是正式的戲劇療癒的課程，所以我對心理劇這門課，是特別充滿了好奇與期待的。去了之後也的確感受到了震撼，因為與我們自己進行的操作手法、效用與目地，完全天南地北的不同，給我帶來了衝擊的感受。

其中的「場景重現」將來訪者的過去場景「here and now」呈現，開啟了現場的「自發性」，而導演在一旁「看見」並執行「導演」的作用，讓來訪者從演出中得到收穫。

我記得在我當主角的時候，我們用所有教室中僅有的桌椅當道具，堆砌出我劇本中的場景，讓我漫遊其中，雖然明知一切都只是想像，但我卻感受到場景重現的眞實感受，自發性的確產生了，我不由自主地跑出了我的潛在想法。

當老師（導演）詢問我，是否要對我劇本中的對方說出我心中的不滿的時候，我傷悲的心中突然浮現「其實我很想向他道歉」，而不是如我敘述的表面故事那樣。當老師依照我表面敘述再次問我，是否要向對方說出我心中不滿的時候，我內心更加堅定的感受到，不，其實錯的是我，是我應該向他道歉。這時候的老師，明白我找到了我的自發性回應，所以他協助我完成向對方道歉的內心需求，瞬間，我的情緒感到無可言喻的釋放，並在劇後，眞實世界的問題也開始有了眞實的改變。

在心理劇的學習中，我了解到療癒不一定要去探討其中的道理，也並不需要去討論對與錯，不用去追究答案是什麼，因為在「here and now」的「場景重現」中，來訪者的自發性自己會找到答案與感受，然後你深埋在心中以為已經過去的事，會重新浮現引導你進入已被遺忘的記憶，重新修正。

在心理劇的學習中，我也認識到了心理劇導演的重要性。心理劇導演的開放性，對個案的尊重與理解，引發來訪者自身的力量去真正的面對問題。所以導演的開放性、態度的端正，運用於無形的技術，是整個心理劇成功的關鍵。

導演的態度與技巧的運用，讓平凡無奇的場景，產生了氛圍，允許來訪者的自主性發生，重新產生了不同的感受詮釋或反應。

繪畫，在某種意義上，可以視為簡單版本二維向度的心理劇的場景重現，來訪者自行選定並搭建好了場景，諮商師則好比為導演。所以在本書的主題「探索性繪畫療癒」中，也借用了心理劇的方法，不給來訪者定繪畫主題，而是從來訪者的劇本中找尋場景，進行探討，同時採取合作的方式來陪伴來訪者（主角）去尋找他的自發性，尊重來訪者的感受與決定，而不是由諮商師為主導來給予定論與判斷，充分的再一次應用來訪者是自己專家的概念。

三、NLP

如果說繪畫是二維形式的心理劇，那NLP在我心中就是數位虛幻形式不需具體道具的心理劇了。

不論是音樂、舞蹈、戲劇、休閒、小說文本等等你想的到的各種形式的藝術療癒其實都是表象，藝術只是平台，療癒中真正進行具體運作的是「心象」，讓心象運作的手法才是真正的重點。

剛開始學習的時候，我還是完全照著書上所演示的模組執行，漸漸的，我開始在教材模組的形式中，加入來訪者在談話中親自提供的材料，對處境的困惑，希望在諮商中探討的未來目標等等，將NLP的傳統模組和來訪者的獨特需求結合起來。因爲當核心技術滲入了來訪者的感受，整個技巧才顯得有了靈魂，成了一個類似前述所說的以數位虛幻形式表現的心理劇，讓效用更加倍。

而時時刻刻注意來訪者的反應，並依據來訪者的回饋即時修正，或作爲下次執行時的參考，將來訪者視爲合作者，而非被修正者，更能增加來訪者的自發性，更能積極的配合，而不會被模組化的制式進程所綑綁。

在這裡也特別感謝許維素老師、游淑瑜老師、凌坤禎老師帶領我進入焦點短期、心理劇還有NLP的世界。

綜合整理

根據前面描述的實務上的有效情況與部分理論上的認同，大致可以得出以下幾個重點：

一、氛圍

氛圍讓人不知不覺的打開了感受的毛細孔，釋放自己內心的感受，同時去感受自己和外在的互動，不再緊繃。

就好像我前面舉的展覽的例子。我會前去看展，是因爲我自己想去看，我希望能從展覽中有所收穫，但就算我有所期盼，我站在那將極度吸引我的展廳門口時，還是持著偏見與拘謹，直到我眞正走進展覽並被其所營造的氛圍包圍，我才眞正的將內心開啟、接納、釋放。實際上在整個美術館中，我也曾被其他的展出吸引駐足，但因我和其他作品在位置上是明顯獨立的兩方，展出方與欣賞方，所以我的態度也僅只於觀賞、評論、感嘆，而不能融入。只有當我被那意義充滿的沉浸式展覽所包圍的時候，我才卸下一切，展開去擁抱融入作品。

我們在這個訊息過多的現代社會，隨時都要準備迎接不同的訊息，隨時都要準備轉換應對的世界，隨時都要跟著潮流的氛圍跑，一直都處在身爲烏合之眾的群眾焦慮與迷失中，看不到自己、聽不到自己、感覺不到自己。氛圍的創造，就有如爲來訪者建造起了一片隱形的保護牆，暫時的隔離外在的訊息，讓一切緩了下來，沒有需要追逐的事物，也沒有任合潮流在後面推著自己走，氛圍中只剩下眞實的自己，可以緩下來，並卸下外在的形象與準則，說說眞實自己的內心的事。

而諮商師同樣也會因爲營造出氛圍的信念不同而不同。在角落劇場充滿著信任的氛圍，在心路休閒服務則是自決的氛圍，這些組織內在的深刻根植的文化信仰，無時無刻在諮商師的每一個小細節中流露，在課程設計、在互動方式、在對話、在眼神與微笑之中，都充滿了信任與自決的想法。而中輟生班級的服務的信念，則是期待能著力於改善被認爲是問題的問題，而不是問題底下的眞正問題，所以不只忽視了眞正的情況，也難免的散發出了班級學生具有問題的氛圍，莫名的讓課程的進行增添了困難。

眞正的問題不是來自於現實，而是自來訪者對自身的觀點，諮商師正是來訪者的映照者，來訪者很容易從與諮商師的互動中，有意無意的找尋自己在他人眼中的可能形象，當來訪者看到自己在諮商師眼中是正向的形象，他也會對自己漸漸的產生正向積極的看法；但如果來訪者看到自己在諮商師眼中的形象是需要他人緊密協助的，那來訪者也對自己不再信任，並可能對諮商師有了負面的情感。所以諮商師心中的信念所營造的氛圍，非常重要。

來訪者才是最了解他自己問題的人，也才是眞正的自己的專家，也才是眞正能改變自己的人，諮商師應該成爲來訪者的助力而不是阻力。諮商師應該不具成見的，爲來訪者提供開放的成長支持與氛圍的營造，協助來訪者屏蔽掉其他不相關的雜念、見解與外界規範，才能讓來訪者眞正的呈現內心感受。

長期的活動可以藉由深層的文化信仰讓來訪者感受氛圍，而短期的活動中，則需要諮商師特意的營造環境氛圍，因爲必須在短時間內誘發參與者開放融入的心情是一件困難的事。心理劇中建構場景的步驟更是刻意著墨在氛圍的重現，用以讓參與者喚出內心的深層感受，至於NLP這虛擬場景的心理劇，更是以諮商師帶領來訪者進行腦中氛圍的活動，爲貫穿NLP技術的主軸。焦點解決，雖然沒有主動強調可見的場景氛圍營造，但在跟隨的態度上，則很明顯的釋放出以來訪者的觀點爲主要眞實，著重並接受來訪者感受事實的氛圍。

而角落咖啡劇場則是長短期氛圍俱足，不僅從一開始便由帶領者積極建立信任與不懷疑的長期氛圍，劇場的各種藝術活動又有著滿滿的短期氛圍，團體氛圍與帶領者氛圍俱足的情況下，更是增強了整體的效果。

二、合作平等尊重的態度

前述的圖釘展覽，並不在一開始的時候便在你面前直接閃耀，而是等到你開始試著走進去，才讓你慢慢的發現其中的秘密，就算你站在了整個展覽的中心，它的閃耀也不是侵略性的，而是隨著你的眼光所到之處而溫柔變化，是由你自己決定想接受的閃耀角度與位置的，不管你怎麼被整個展覽包圍，環境如何閃耀，自己還是擁有最後決定權的人。整個沉浸展出的中心信念就是星光，不帶灼熱光芒的愛，一閃一閃若有似無的，只以溫柔包圍。

當一個人被平等溫柔尊重的對待，便會慢慢的卸下防備，不再過度在意外在規則、不再拒絕，不只願意接受他人，也開始望向內在，感受自己的內在感受，開始願意交心、願意探索、願意打破舊有限制接受新的可能。

這基本上也就是諮商中的關係建立的部分，不只是根基於談話技巧，而是根基於更深刻的信念所展現的態度。諮商師營造氛圍的基礎是態度，而態度是基於信念的展現。

前面所敘述的角落劇場以平等來呈現對來訪者的肯定與尊重，心路休閒服務以相信自決來呈現他對來訪者的肯定與尊重，這些肯定的精神藏著最深遠的溫柔，一種難得的尊重平等的概念。在這樣的環境下，促成了許多的新嘗試與新成就，以樂意合作的方式，打破了來訪者的舊有限制。

尊重的信念展現在諮商師的態度上，不只是單薄的禮貌。這些平等會自然的在互動中讓來訪者感受到，讓來訪者減低面對諮商時的焦慮。

更進一步的，在焦點解決中提出的「來訪者才是最了解自己的人」的概念，更教導諮商師必須跟隨來訪者的腳步，從來訪者的觀點中逐步地配合來訪者前進，才能找到協助來訪者的最適合的方式，所以在必要的時候將主控權交還到來訪者手上，採取合作，是諮商師必要的態度。

尤其在表達性藝術療癒這類方式中，如果能夠採用合作的甚至輔助配合的態度，更會有意想不到的效果。因爲藝術的表達本來就根基於創作者細膩的內心，良好的作品必須關注於創作者自己心裡感受的活動，而不是外在行爲的評斷，如果諮商師能以分工合作的態度協助來訪者進入自己豐富的內心活動，而不僅只是以諮商師自己爲主角，讓來訪者只關注諮商師訂立的規範或評斷上，便能讓來訪者有勇氣探索自我，敢於眞實討論，創造出有自我豐富內心活動內容的藝術創作，方便進行更加細膩有效的探討。

三、個別化

每一件事情對不同的人都有不同的意義。就像同樣是蘋果，但在不同的人敘述下的重點也會不同，有些人著重在顏色、有些人著重在香氣、有些人著重在品種、有些人著重在價錢、有些人著重在產地，有些人著重在用途、有些人著重在歷史、有些人著重在神話或過去記憶等各有不同。諮商也是，假如有個人在他的畫作中畫了一顆蘋果，他背後的理由也會不同。如果我們認爲同樣畫蘋果的人有同樣的內心感受，那便過於武斷，因爲就算做了同樣的事，也可能是基於不同的觀點與感受。我們在平等的互動下，也必須尊重並看見他人的獨特性。

我們常在諮商中說必須要傾聽，到底要傾聽什麼呢？其實除了要以傾聽來展現接納與溫暖之外，也必須從傾聽中聽出個別差異。有的時候諮商師的確在進行傾聽的行爲，但內心的想法則接近只是聽，心中覺得這不過就是曾經處理過的千篇一律的問題罷了，可以用一樣的方式和態度去處理，而沒有對來訪者珍惜視之如唯一的愼重對待，導致於來訪者在諮商師眼中並無差別。當諮商師看不到來訪者的獨特性時，諮商師的回饋便過於表面，療癒便難以深入。

個別化的必需也展現在中輟生班級的課程中。因爲課程著重在模擬老師的規範作品，企圖藉此要求達到修身養性的培養，而讓其成爲符合常規的學生。在此目標下，孩子失去的不僅是創作空間，更是個別性，自己的問題只被壓抑且漠視而沒有被處理。所以在磨平玉石的同時，也磨平了孩子對玉石的興趣。

這些不斷反覆的操作動作，不只忽略了孩子的好動特性，更無法呼應或撫平少年心中的波瀾，用在血氣方剛的少年身上，著實有些勉強。但就算隨興創作的捏陶課程，沒有諮商師可以陪同進行個別對內心感受的探索，也無法平息孩子心中正燃燒著的火，所以同樣留不住孩子。

而心路基金會的合唱團中，雖然只能進行簡單的領唱、合唱、分部的個別化，但合唱並不是參與者唯一的選擇，更不是規定必須進行的活動，所以參與者的選擇已經有了基礎的個別存在的認定，以具有選擇的彈性空間做爲尊重的表現。

而角落咖啡劇場爲高張力的重度腦性麻痺者，所特別設計的高度個別化的戲劇，更是引導了一直躲在幕後不樂意見人的障礙者，開始願意且可以勇敢的站到台前的難以取代的方式，以此來轉化他的障礙成爲他自己心中驕傲的戲劇優勢。

個別化，讓來訪者被看見而更能融入療癒之中。

四、來訪者的自發性生成

改變並不是來自於帶領者或諮商師的論斷或建議，改變的動力是來自於來訪者本身。在動畫製作的極重度腦性麻痺學生身上的例子，以及線上諮商的學生例子中非常的明顯。在動畫成員的例子中，沒有人提到他應該爲更高的自我實現努力，是他自己在創作的過程中，開始正視自己自我實現的需求，然後才開始了後面花費數年的目標追求，我所做的只是以無差別的態度，和他討論他想表現的作品的呈現方式與可能性，不把他的障礙當成考量重點，更多著重在思考他想完成的目標，平等的討論。而前面提到的線上諮商的學生也是，我從來沒有戳破他的謊言，一切的規劃都由他自己掌握，由他自己思考，由他自己暗地裡下定決心，找出動力，我所做的僅僅是在一旁爲他製造安全信任的氛圍，讓他知道等他想要改變的時候我會配合他並且接住他。

改變的動力在每個人的心中，太多專家角度的指導或評斷有時反而會對動力的產生形成干擾，引發負面的失能感受，而讓專家成爲了主角，來訪者成爲了配角，在主要角色與次要角色間產生了混淆。

心理劇中強調自發性的呈現，並且將之表現在戲劇之中，成爲一種發自內心且在行爲上明顯可見的反應。但事實上心理的微細反應，在每一個瞬間都產生著並累積著，心理劇導演所做的，也正是凝聚並促成這些細微反應顯化萌芽，讓自己有力量去突破過去被禁錮壓抑的感受，確實的面對。

換個角度來看，也就是用隱密的方式賦能。

不是光明正大的對你說你可以，而是運用各種不同的情境重現，在各種心理暖身下，讓你有勇氣、有智慧、有意願重新做出自己眞實且適當的從內心生出的反應。

改變的決定與力量來自來訪者本身，諮商師做的只是營造適合的環境，並努力施肥，陪伴來訪者自己長大，至於長多大、多快、多慢、是否停止，最終都由來訪者自己決定。不揠苗助長，等待來訪者自行萌芽，才是眞正長久的成長。

其實我沒有過經驗的療癒法還很多，沒有學習過的理論也還很多，但是當我們放下資訊焦慮，不再那麼擔心有什麼遺漏、有什麼不足，我們就可以放下完美的妄想，回顧眞實的經驗並從過往的經驗中摘取出該有的推論並應用。

在整理過後，我感到許多心理學概念其實都是從基本概念開枝散葉爾後又殊途同歸，前面講的各種實做經驗和理論，雖然各自不同但仔細思索也有許多共通之處，就好像矩陣力學與波動力學敘述形式雖不同，但其實都是量子力學。理論描述的內容是什麼雖然很重要，但了解兩個相異的描述其實是在敘述相同的事情也很重要，因爲接納了彼此的共通點就更容易融合且會更具全局觀。也只有當我們都願意承認並理解我們都是在談論象的時候，才能更接納彼此並加以整合，而不至於演變成瞎子摸象，各說各話。

曾獲得授予六次終身學術成就獎的弗雷德里克·詹姆森（Fredric Jameson）曾說：「後現代主義不是一種我們可以一勞永逸地界定，然後心安理得地去使用的東西。概念（若有的話）必須在討論結束時，而非開始時獲得。」

所以同樣的，你也不一定要接受我的說法，不用對每一個步驟照單全收，這本書只是一個參考點，你會有自己的理解與感受，你會加入你的理論與經驗，那才是你眞正擁有的。

就算我們的用詞不同、方法不同、解釋不同，那也是好的，世界永遠可以有不同界定，各自安好，也殊途同歸。

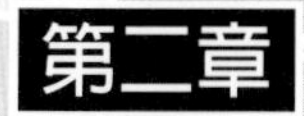

基礎概念

繪畫爲何適用於諮商

繪畫有多種特性，在理論上和操作上都有其適合的優點。

1. 繪畫的生理性

繪畫在生理上運用了邊緣系統等，連結了內在情感的記憶，可以對內在感受進行探索。

2. 繪畫的功能性

繪畫可以有記錄及投射的功能。情感、思想、經驗、象徵等，包含具體、非具體、過去、現在、未來的任何可能。

3. 繪畫的多面性

繪畫可以如實描繪，也可以突破時空限制來呈現。

繪畫可以聚焦在呈現主體，也可以呈現細節。

繪畫可以具體表現，也可以抽象表現。

繪畫可以只使用線條，也可以進行大面積塗色。

繪畫的材料有多種不同觸感選擇（例如：蠟筆、色鉛筆、彩色筆、水彩筆、丙烯、原子筆、毛筆、炭筆等）。

繪畫可以一次完成，也可以分次完成。

繪畫可以有目的，也可以純粹發洩情緒或者隨興作畫。

繪畫運用適當材料，完成繪畫後也可再次進行修改。

繪畫擁有的各種的多樣彈性與多元面貌，非常符合諮商時的不同需求，符合不同類型的來訪者與諮商目的。

4. 繪畫的超越性

繪畫可以繞過語言表達的不足，繞過理性的思維到達感受更深處，擺脫被人類用理性所創造的字彙的限制，縮小表達時與自我眞實感受的差距感，擺脫理智邏輯，超越邏輯慣性，連結到平常極少碰觸的潛意識。

而這樣的超越性，也讓繪畫療癒避免在語言謎團中繞圈，能較快速的看見被邏輯掩蓋的問題，面對問題、討論問題、解決問題。

5. 繪畫的聚焦性

繪畫雖然不如語言般是人們習慣的表達方式，但繪畫確實的呈現線條、顏色、物件與彼此的關聯性，讓人有機會可以依據畫作內容去探索其中的情感與記憶。一般諮商時使用語言雖然具有即時互動性，但其音調、速度等情感細節卻難以精確重現，語言的大量快速表達也容易讓焦點發散。

當以繪畫爲探討方式時，諮商內容將以繪畫內容主題爲重心，更聚焦且明確。

6. 繪畫的間接性

繪畫療癒的重點不只在繪畫表面的呈現，更是在間接表現的內涵，通常來訪者較少在自由繪畫時將事實直接畫出，而是依感受做畫，所以畫作內涵會以替代的方式轉化呈現，談論時也會比較能按來訪者的速度解開眞正意義，讓來訪者在揭開傷痛時，不是赤裸裸沒準備的再次直接看見。

7. 繪畫本身的療癒性

先不論利用繪畫進行療癒，光繪畫本身就有平緩、修復情感的作用，只是單純的進行繪畫而不加入諮商，也是廣義的繪畫療癒施行的方式。

8. 繪畫本身具有主動思考的完整性

每個人都有繪畫的經驗，相信您也曾經有下述的過程：

「不行，這樣就已經畫完了，應該要停筆了，這時候就最完美了，雖然整幅畫很簡單，但不能再畫了，再畫就要破壞整幅畫的意境了，我不想再畫了。」

「不行、雖然已經很滿了，可是我還得加些什麼上去，就是還缺些什麼，我必須得繼續畫才可以。」

「我知道已經很完整了，可是我忍不住想嘗試讓他更完美。」

不論是上述何種想法，最後交出畫作的時候，都是這些念頭已經停止的時候，事實上在自由作畫時，沒有任何正經八百讓人做爲依據去判斷是否該停止繪畫的標準，畫作就是會選擇它自己想要的停止，就是會停止在它覺得該停止的時候，而不是人爲思考可以控制判斷的，它會停在它認爲完整的、該停止的地方。

延伸1、來訪者

※來訪者分類※

基於上述繪畫各種有利於諮商的特性，大部分來訪者都可以使用繪畫，來探索自己的感受或想探索的問題，來訪者也可以自由的隨自己的喜好選擇繪畫媒材。基於探索性繪畫幾乎適用所有人群，以下我們只列出部分特殊人群。

1. 兒童（非幼童）

兒童語言能力仍未成熟，繪畫是很好的表達感受的方式。但諮商師必須注意避免替其進行過度解讀。

2. 有語言表達障礙的人群

自閉症者、智力障礙者等若有與外界溝通方式不完全的情形，繪畫也會是一個蠻好的選擇。不過同樣必須要有耐心，同樣必須避免替來訪者過度解讀。

3. 想進行心理保健的人

人們爲了消除身體的日常疲累，可能會選擇泡溫泉、按摩、美容保養等恢復亞健康的服務項目，同樣的，我們平時也可以藉由繪畫來探索自己內心的感受，定期的調整心理的「亞健康」。

4. 想要釐清自己或釐清問題的人

有時候腦子實在不夠用，無法解決現實問題，想省力的利用繪畫潛意識進行抽絲剝繭，跳躍性的了解問題的原貌。

5. 有口難言，拒絕被理解、不願面對真相的人

有時候基於各種因素，例如：道德感、利益、面子等等原因，來訪者雖然清楚問題所在，卻難以啟齒，不想合作、想僞裝。時間久了，有時連自己都會下意識地把眞實答案淡忘，扭曲事實、掩埋並遺忘，但事實仍是事實。這時候就需要藉由探索性繪畫，來探索來訪者的內心細節與矛盾處，嘗試重新拾起並面對內心的原始眞實感受。

6. 困住，有壓力，想釋放自己的人

在現代社會中，壓抑是一種常態，因爲要面對許多的規則，定時上班上學，克盡職責與義務，實踐符合社會形象的行爲，在這些社會規範的形象下，有時壓力的確頗大，需要釋放。

7. 迷失，想重新定位自己的人

很多時候，因爲離開了原本慣有的身分，所以我們需要重新定位自己。不論是即將結束一段婚姻，離開工作、空巢、退休，或對自己的人生感到疑惑，想重新擁有不同的生活信念與價值，開放的探索性繪畫都非常適合拿來和自己對話，找出當下最適合的方向，開啟生命中下一個里程碑。

如果我們在生命轉角處，都能暫緩一下，停下來和自己稍微對話，將內外協調一致，準備好了再出發，相信在我們的人生中，會少了許多因情緒糾纏而解不開的心理疾病。

延伸2、不適用對象

1. 情緒激動者

情緒激動時被放大的情緒、動作，對於相對來說固定大小且通常不大的畫紙，可以承受與消化的部分有限，所以此時採用繪畫療癒的效果不大，也容易流於情緒宣洩，降低了探討內容的價值。

繪畫當然也可以拿來平復激動的情緒，但激動時在發洩室中大吼幾聲或用力對著不倒翁重擊，或痛哭一場，都會更快速有效。尤其是需要立即性的危機處理的來訪者，更不需要探索性繪畫療癒。

2. 討厭繪畫者

如果你的來訪者不喜歡繪畫，那就不要勉強他畫畫。畢竟這是來訪者的療癒，不是諮商師的實驗場，必須要以來訪者可以接受的形式爲主。否則來訪者主要的精神都放在對抗討厭畫畫的感受，沒辦法沉浸在繪畫當中，導致無法引出深層的感受，就失去了探索式繪畫諮商的用意。

繪畫呈現了什麼？

繪畫藉由其本身的各種特性，呈現了作畫者的潛在感受，或者對特定繪畫主題的感受或想像。

探索性繪畫會由來訪者獨自進行完全沒有主題的自由繪畫，但也可能由諮商師和來訪者之間所「約定」的主題進行。繪畫是否需要主題則取決於當下諮商師的判斷。

在探索性繪畫中不主張有既定的素材，因爲沒有任何一個素材是在某個主題下的絕對必需，永遠有可以替代的表現手法或不同的代表素材，而作畫者所選擇的表現手法或素材，其實也很大程度的反應了作畫者的感受、看法、經歷，如果將素材加以限定，則會失去了這部分有效的探索線索，所以並不主張有既定的素材。

人的生活有很多層面可以探討、想要探討、需要探討，不只是情緒、不只是困擾，也可能是信仰與哲學或其他，只要是「當下」來訪者想談的，都是很好的討論材料，都可以呈現，都可以由諮商師在當下氛圍中誘發進行談論。

所以諮商師給出什麼氛圍很重要。嚴謹的氛圍、拘謹的氛圍、指導式的氛圍，往往會讓來訪者內心對規則的感受加多，而如果諮商師給出的氛圍是溫暖的、合作的、輕鬆愉快的，來訪者比較能忽略外在環靜看向內心。

在進行探索性繪畫時如果沒有進入沉浸的氛圍，則來訪者可能會因爲感受尚未被打開，所以選擇依個人認知進行潛在印象的作品仿做，無法深度展現自我內心，這是需要注意並盡量避免，並必須即時修正的。

比較特殊的族群是畫家。對一般畫家來說，繪畫是生活、是工作、是訓練、是必需，有時候繪畫對他們已經是一種身體反射動作而不是心理反射，就算諮商師營造了開放的氛圍，仍有可能會擺脫不了工作的習性，而不一定是內心的反應了。

工作狀況下養成的繪畫習慣，幾乎已經形成了縝密又快速到連來訪者本身，都無法察覺的思考反應回路與繪畫處理技巧。要畫家們自己主動跨越連自己都無法察覺的牆，是很難的。所以提醒畫家們不是在完成作品，或者需要另外的「無主題引導式繪畫」，用來突破畫家已經成形的無法察覺的習慣，你才可以獲得更多的資料與來訪者深入對談。

當然，每個畫家中間的差別也很大，寫實畫家和野獸派畫家在內心的牆的組成部分也有著很大的差異，實際差異存在每一個人之中。

延伸1、非固定主題與素材

在探索性繪畫中，可以有約定主題，但不會有固定主題與素材，也就是不會有事先準備好的主題，也不會要求來訪者必須畫出特定物品。

在繪畫治療的領域，會有主題繪畫，例如房樹人或者自畫像等，那其實很實用，不過和探索性繪畫療癒是不同的概念系統。探索性繪畫，因爲主張後現代的概念，希望由來訪者擔當自己問題的專家，由來訪者引導、諮商師跟隨，所以比較適合以自由繪畫的方式進行。

前面有提到沒有絕對不可替代的素材，事實上來訪者不論畫的是什麼風格或內容，都是在呈現他們所關心的主題、個人特質或信念，有時候他們是有意識的進行，有時候是無意識的，但都能讓我們有所收穫，以下讓我們舉個例子。

例如有位來訪者，他以魚代表自己在夕陽中躍出水面，表現出了夕陽下魚兒奮力一躍的努力，令人感動。在這幅畫作裡面他將自己這個素材替換成了魚，而大海則替代了他正在奮鬥努力的世界，夕陽則替代了令人安心的熱情，整個畫面應用了人們日常已理解的事物所擁有的意涵加以組合，和諧且合理。但如果畫面中的魚換成了人，景物是在人潮中，大家對之歡呼加油，似乎整個感覺就改變了，失去了隱藏其中的氛圍，只剩下平凡的事實，無法完整的呈現來訪者要表現的感受了。

來訪者在繪畫中有意無意的選擇的替代素材展現了迷人之處，給了我們不在預期內的「非事實材料」。

這裡說的非事實不是妄想，而是借用內容豐富的影射、暗喻、關聯、內涵、意義、典故、引用、日常經驗等，這些非事實材料是無法預先安排的，是必須由來訪者自己的經驗中擷取的，是在來訪者當下的感受中可以有的最接近選擇。然後面對這些由最了解自己的來訪者，所提供的最接近來訪者的非事實材料，諮商師應該持有的態度便是跟隨、探討、理解，向創造這幅畫的來訪者請教。

如果要求來訪者畫事實素材，來訪者就只會畫出事實素材，而不會如上述例子般以魚等等，更具體且更具代表自己的形象與意義的角色出現在繪畫中，你就必須花更多力氣、更多的時間去探討他沒有畫出來的那些他心底的感受，說實話挺累人的。

一切還是回歸到後現代的主張「來訪者是自己的專家」吧！如果以這樣的概念去執行，讓來訪者自己主導，通常能呈現出更多的細節，對於諮商師來說也會達到事半功倍的效果。

假設諮商師非常期待在來訪者的繪畫中，會出現某種元素，例如：自己，但實際上卻沒有出現，其實也沒有什麼大不了的，諮商師只要問來訪者，自己在哪裡？來訪者就會說出諮商師想了解的答案，並且諮商師還可以進一步詢問來訪者爲什麼沒有將自己畫進去的原因，更重要的是，可以發現原來在來訪者的概念呈現中沒有自己。如果你規定了應用的素材，發現的可能性是否會被削弱呢？

這樣的做法比限定材料更有效，更貼近來訪者的眞實感受，因爲若材料限定，但這個材料原本並不包含在來訪者的視野中，那限定材料的做法就等於是強迫來訪者，將材料合併入思考過程反映呈現，而不是呈現來訪者原本的看法，會流失掉一些原本可以掌握的細節，中間是有所差距的。既然我們要開展潛意識的挖掘，那就讓想法奔放，別對來訪者進行思想限制吧！

因爲前述「繪畫本身具有思考的完整性」，所以若我們設定了繪畫的使用素材，則當規定的素材已全部完成的時候，畫作就會被動的停止了，而失去了作畫時主動的思考性，連帶的也就失去了繪畫本身擁有的完整性，做出的解讀可能擁有骨架，而失去探索目的所希望能具有的細節血肉。

延伸2、類羅夏克墨跡測驗

來訪者對自己繪畫內容解讀的重要性，並不少於來訪者的畫。

諮商師個人對畫中物件的解讀，只能根據諮商師的過往經驗或理論學習，但並非一定是來訪者的經驗，所以如果能藉由來訪者的眼睛，看到他畫的「非事實」內容，再加以進行探討，不僅能夠避免探討方向偏差，也能夠在平等尊重的氛圍下，得到更開放有效的合作關係。

其實在科學上我們不能確定每一幅來訪者的畫都有眞正的意義。有些來訪者的確是有意識的繪畫，有些來訪者的確利用了潛意識進行了繪畫，但也的確有些來訪者是不知所以的畫完，所以再怎麼強調來訪者如何自由的利用了邊緣系統進行了探索性繪畫，畫出了自己的內心世界都有可能是多餘的。其實我們無法分辨，也不一定有必要花力氣去分辨，但我們很看重來訪者的內心感受。

來訪者畫的內容雖然很重要，但其實也不重要，比畫的實際內容更重要的是，來訪者在諮商師用心經營的氛圍下，他的內心的眼睛，從他自己的畫裡頭，看到了什麼。

在探索性繪畫中的畫，其實已經成了一幅來訪者自製的「類羅夏克墨跡測驗」。而這跟羅夏克不同的是，探索性繪畫的畫是依靠來訪者感覺全程產生，會讓來訪者有更深的意願去參與、去解讀、去討論、去相信。

而相信與認同是改變的根源。

在後現代的解決導向的概念中改變與解決問題才是最重要的。我們可能永遠無法眞正了解每個來訪者，背後錯綜複雜的困擾的眞正起因，也無法給予合理解釋，但要解決問題，不一定需要完全了解問題的原因，甚至就算我們眞的了解最深層的原因，也不一定要解決、能解決。

無物爲眞，存在即事實，問題也是。

世界上沒有眞正的問題，也沒有眞正的答案。只有存在於來訪者心中想要尋找答案的問題，才是諮商師需要陪同來訪者討論並解決的，所以要解決到什麼程度，很大一部分端賴來訪者可以深入到什麼程度。

拿親子的教養問題舉例來說，父母針對這一問題可以簡單的就兒童教養技巧，兒童發展去學習並改善，也可以審視夫妻的關係對孩子的影響，更可以回顧原生家庭遺留的影子的影響，或者理解時代社會變遷對不同世代教養方式的改變的影響。一件事可以停留在不同層次，可以簡單的處理，也可以很深入的處理，如果處理的越全面，問題複發的可能性越低，來訪者越能通透。

所以我們希望諮商師能盡量營造氛圍讓來訪者鬆馳，讓來訪者能盡量對自己的畫作開放性的深入投射，讓來訪者在投射中有更多的自我揭露，讓更多深層的困擾浮現，我們才能處理更多來訪者內心眞正「存在」的感受，而不需要諮商師過多費力的挖掘。

所以諮商師營造良好的氛圍來破除來訪者滴水不漏的緊繃意識，就是一件很重要的事。在開放的氛圍中讓來訪者繪畫並投射，由來訪者的探討中慢慢的自我揭露就好，其他的等到來訪者準備好，或者不得不面對的時候，自然會浮現。

強摘的瓜不甜，瓜熟蒂落，才是眞理。

雙主角的動態合作

探索性繪畫療癒把繪畫當成一個呈現潛意識的平台，任由來訪者隨著內心自由揮灑，其中諮商師的角色是爲來訪者催生畫作的「催生者」，負責環境氛圍的經營與控管，也是負責在諮商時穿針引線，協助來訪者看見畫作內容的「引子」，是居於協助與合作的角度的探討者，而不是具有評斷權力的掌權者，也像是一個反應來訪者倒影的「鏡子」，爲來訪者的倒影做一個確認，讓來訪者可以更清晰的看見自己呈現在畫作中的內心，藉此進行自我統整。

療癒過程中，諮商師同時要彈性的承擔這麼多不同的工作與角色，依療癒進行階段與來訪者的狀況即時回饋改變，所以說是一種動態的合作。這樣的諮商工作更費力也更單純了。

更費力的地方是在數位時代社會及個人面貌快速轉換下，人們心中扭不開的糾纏更加複雜，諮商師必須要承擔更多不同角色的工作，全面性的經營與觀看，才可以更好的理解或處理來訪者的困境。

更單純的是因爲現今人們大多能同時具有絕對觀點與相對觀點，格局可大可小，諮商師擁有的執行彈性更大，不論只是先讓困境停止在變壞之前，解決當下的問題，或者徹底解決，都是可以接受的選擇。答案從來沒有最好，只有當下最適合。允許不同的視野選擇，不再只有單一的可能或絕對標準要求的干擾，自然也就具有彈性與單純了。

不只是對問題的處置態度有上述的彈性，也在主導性上有彈性，與來訪者跳著時進時退的恰恰，配合對方的意願。這部分很容易誤解爲安靜傾聽或積極討論的不同表現，但不是，是指諮商師配合來訪者的需求或來訪者定調的目標，而不執著諮商師自己認定的來訪者該處理的目標。

這也很像是心理劇中的導演與主角的角色，要演什麼戲碼由主角決定，導演只是從旁輔助。主角弱些時，就由導演加以指導，推著入戲；主角強些時，導演就在一旁看著，讓主角自由發揮，所以說是雙主角的動態合作。而在這裡，探索性繪畫的畫作，就是來訪者決定的戲碼。

在這個戲碼中，來訪者對自己的畫作進行闡述，藉以看見並面對自己內心所呈現的情緒、錯誤的信念或事實等，在看見並理解自我內心的過程中，進行自我探索與對話，修補與改變，進一步討論在真實生活中，改變現狀的可能性與方法。這所有的一切，都奠基於一開始時來訪者對自己畫作的闡述，基於此爲基礎討論出的自己願意邁向的未來，與自己的畫在他人眼中的想法、評斷無關。

諮商師永遠只是位在一個協助來訪者，拋出觀點可能性、拋出不同面向思考點的一個人，而不是定論給予者。

探索性繪畫療癒最重要的目標，還是在探索來訪者的內心感受並加以釐清整合，讓來訪者在自己貢獻的陳述中，自己重新成爲自己的主人，重新掌握自己的思緒開放，重新爲自己做決定。

延伸1、賦能型跟隨：權力的歸還

「我可以。」

如果諮商師一開始建立了良好的環境氛圍，那麼來訪者在整個過程中，便處於一切可以由自己主動生成的狀態，自己做畫、自己講述、自己平等的與諮商師進行討論，自己看見原本答案就藏在畫裡面。諮商師雖然有專家的身分，卻不以專家的態度進行掌控，整個過程來訪者會察覺自己其實就是自己的專家，只要自己平時不再忽略感受，願意讓內心的感受清楚浮現並冷靜探討，自己其實也可以具備有效的問題解決的能力，進而不再恐懼面對問題，而達到賦能的效果。

如果諮商師對於來訪者的繪畫有不理解的部分，應該直接向來訪者提問，畢竟「來訪者，才是最了解他自己的專家」。諮商師要做的，是向來訪者專家提問，由來訪者專家思索、回覆，然後由諮商師居於協助的角色，對來訪者提出更深入的提問，蒐集了許多資料之後，陪同來訪者專家整理出脈絡，並由雙方進行確認，達成合作的共同目標。

就諮商師的身分而言，諮商師在來訪者面前就已經是專家了，所以當諮商師對來訪者請教提問，促使來訪者感受到自己的力量的存在與增強時，並不會削弱諮商師的專家身分，而是一種合作的雙贏。

這種促使不是一味的讚揚而是思緒的引導與選擇的看見，與其在來訪者面前扮演專家，倒不如扮演個推手，引導就好。

其實很多來訪者內心早有了答案，只是他們不願意看見，因爲沒有一個環境可以讓他們放鬆、讓他們感到安全，讓他們能冷靜的面對自己的內心，可以冷靜的去檢視自己早就有的解答。在探索性繪畫中，諮商師該做的，就是替來訪者製造環境和機會，讓他們自己看見，然後陪同、提問、整理。

當你徹底運用來訪者是自己專家這個概念的時候，來訪者不再只是接收專家指導的求助者，他們變成也有能力看見的人，雖然一開始的時候看見的不多。但是長期下來，間接的、隱性的，來訪者開始學會看見，並默默的達成了另一個探索性繪畫想要達成的很根基的、長期的、底層的「賦能」的目的。

「我可以。」

對來訪者來說，他會發現「我」其實可以找出答案，「我」其實不差，「我」心中藍圖雖然模糊，但只要「我」願意，「我可以」讓他變得清晰、有實踐力、有願景，只要我願意努力。為來訪者建立這種長久的人生信念，才是諮商師在某些時候放手等待、不主動解釋、徵求對方的看法的眞正目的，而不只是盲目的對他人的能力有信仰而已。

跟隨、隨著來訪者的畫、隨著來訪者的語言、隨著來訪者的表達，感受，加以探討。

延伸2、看見來訪者的選擇

20多年前學習NLP的時候，曾買過廖閱鵬老師出版的催眠聖經來學習，那時候很單純的認為只要照著裡面的指導語念就可以催眠成功了，事實上也的確如此，照著念就可以催眠成功了，但那不是催眠或NLP眞正的效用，就好像繪畫療癒也不是畫完聊聊就有效果了。那時候百思不解發生了什麼事，對於催眠後要做什麼、可以做什麼，為什麼，完全就是一個矇。但後來才發現不是那麼簡單，眞的要做好，必須自己在裡面加進很多來訪者個別化的東西。

既然是雙主角，那就除了跟隨來訪者，也必須盡引領的義務，只是這個引領的起始點，還是來訪者。

很多來訪者沒有說出來的，諮商師也都必須看在眼理，然後合理的揉進諮商談話中，加以澄清或推動。

所有的觀察從來訪者跟你接觸開始，留意每一個小細節，加以組合，你的來訪者個別化材料會越豐富，例如：我在為來訪者進行沙盤的時候，會在一旁默默的觀看他們是如何選擇擺具、擺放時是否猶豫不決、擺放的動作風格、是否更換擺件、考量了什麼等等各種我可以意識到的觀察細節，然後將這些我觀察到的細節組織後，對來訪者的內在樣貌進行推論，再和來訪者完成的沙盤呈現在我內心進行對比，對來訪者的表面表達進行眞實度確認及深度的校正。因爲有時候來訪者會有曲折的僞裝，所以並不能完全以來訪者的作品及解釋爲唯一準則，探索性繪畫療癒也是。

最基本的觀察就是看見來訪者的選擇。

我們給了來訪者一些開放的可能，然後看見他的選擇。

選擇畫框大小，選擇顏色。

選擇草草畫完，還是精緻畫下每一筆。

選擇顏料材質：蠟筆、原子筆、丙烯、彩色筆

選擇畫筆：大、中、小。

選擇顏色：單色、多色、色彩亮度。

等等許多。

以選擇畫框來說，每個人選擇畫框大小的理由不一樣。

有些人對於自己的繪畫能力沒有信心，所以選擇小畫框，有的人不喜歡浪費，所以選擇小畫框。

有的人腦中浮現的東西不多，所以選擇小畫框。

有些人急性子，想著快些畫完，所以選擇小畫框。

還有些人純粹緊張，畫不了，所以選擇小畫框。

面對所有可能，我們不下判斷，只留待驗證。在諮商中澄清或推動。

主軸與技術

在這裡說的主軸是指以探索性繪畫爲開端，再以繪畫內容進行諮商，技術則是指進行任何其他種類的諮商或療癒的過程中，將探索性繪畫療癒在需要的狀況下，拿來做第二種療癒方式搭配使用。

每次我們學習一個療癒方法，都會想要把其拿來當作諮商的主要使用方法。探索性繪畫療既適合做爲諮商主軸，也適合做爲純粹的輔助技術，但是否做爲主軸，並不是那麼重要，重要的是要適合且有效，世界上沒有最好，只有當下最適合。Right here right now.

所有的療癒技巧都有獨特的優勢，如果能在整合的概念下，配合當時遭遇問題的特性，選擇適合的方法互相搭配使用，一定能產出更好的效果。當諮商師針對當下困境的特點、問題的意義與必要性，使用不同技術的不同視角，產生對當下思考的衝擊性，可以打破已經陷入困境的來訪者思維，讓來訪者得以運用自身的力量進行思緒轉換，將原本卡住的點加以鬆動，讓被困助或被自我漠視的來訪者聲音得以展現，開啟解決困惑的臨門一腳，發揮畫龍點睛的作用，展現曙光，而不需全部依賴諮商師們的溫良態度進行引導。

來訪者的力量也必須被重視，因爲來訪者是自己問題的專家，遇到卡住的點，交給來訪者解決最適合，畢竟解鈴還須繫鈴人，把責任交還給來訪者，讓來訪者用諮商師爲其選擇的療癒方式，來面對自己的問題原貌，讓解答呈現更爲合理。諮商師只是引導者，不管有沒有能力，都不必擔任權威的全知全能者。

諮商師所有重要的角色中，應該包含在遭遇諮商困境的時候，選擇更適合來訪者當下問題的療癒方式，才能促成療癒的深度、眞實度、穩定度，並且不浪費時間。

探索性繪畫療癒需要比對話諮商相對大些的空間，而且需要很多材料，不僅事前需要準備，也比對話諮商多了耗材費用，花費時間也較久，事後還必須清理刷洗，與純粹口語諮商比起來顯得大費周章，費時耗力。那麼究竟要在什麼狀況下使用繪畫療癒，才會是比較符合效率與經濟的選擇呢？

延伸1、探索式繪畫療癒的應用時機

是否運用探索性繪畫療癒，主要是依靠諮商師判斷是否有以下的需要條件：

1. 語言表達之不能時

孟子曾說：「非不能也，實不爲也。」我們現在把他倒過來：「非不爲也，實不能也。」有些人在進行語言表達時，不是不想講清楚，而是無法講清楚，面對說不清楚感受、甚至迴避眞實問題的人，常需要花很多時間、心力才能接近眞正的問題核心，當然這些迂迴的過程必然也是具重要性且會有所收穫的，只是繪畫療癒也不失爲一種繞過潛意識保護僞裝或者進行深度整理的好方法。

2. 希望來訪者有意識的跳開慣性思維時

人總是會依自己已有的概念與習慣進行慣有邏輯思考，如果一直在原有思考模式中找尋，很難找到不同的答案，如果能跳開原本的慣有理性思維，運用內心感受來進行繪畫，通常會看見不同角度或深度的觀點。

3. 希望來訪者維持全觀

某些來訪者在諮商時會容易落入人、事、時、地、物的細節敘述，進而在細節中失去全貌的高度，也有可能在與諮商師的互動中會產生阻抗或屈從。假如諮商師發現來訪者有可能落入這樣的情況，且覺得需要修正，便可以使用繪畫療癒，讓來訪者將自己當時的感受不受干擾的記錄後，再進行對話諮商。

4. 希望來訪者進行深度確認

通常對話諮商到一個段落，會有一個小結論，這時候我們同樣可以用心靈結合身體的感受系統，在理智的語言系統之外，進行不同層次的再確認、肯定、承諾、完整、釐清等，以達到身心整合的一致，以加強對結論的肯定或行動能力。

5. 希望加速諮商過程

時代人們生活腳步非常快，隨時都有可能產生變動，生活環環相扣，一個環節出錯，其他環節就需要付出更多的心力來維持平衡。而現代生活本來就容易產生壓力，一旦心中產生了不平衡，要應付這些被拖累的日常生活，就更加困難與沉重了；所以如果能幫助來訪者在短期內達到適合的平衡，諮商期間累積的壓力也會相對減少，也更加有利於提升健康穩定性，讓生活中的其他環節不會因此惡化，也是一件值得考慮的事。

不可諱言的，進行諮商，尤其是面對面諮商，除了所費不貲的金錢，還會耗費許多原本不在預期內的時間（包含諮商時長、等待時間、交通時間、其他等等），可能因此需要請假、家庭任務重分配、收入減少等等，對於還要考量經濟的貧苦大眾，也許應該提供另一種選擇，尋求任何可以縮短諮商期限的可能，才能減輕對來訪者日常生活的影響，提高諮商的意願，降低諮商中斷的可能，這除了是件幫助來訪者的事，也是個推動諮商意識廣泛普及的機會。

6. 覺得來訪者有能力，希望讓來訪者自行探討

我們還是要相信來訪者的能力，有的時後來訪者是看不清楚問題，可是當諮商師協助其釐清問題樣貌或方向後，來訪者不一定沒有能力解決，所以當下若諮商師覺得來訪者有能力可以找出解答，但需要藉助繪畫讓自己的思緒整合，也可以加以運用。

7. 心理保健

論文有統計研究及質性研究，自我了解應該也是。

我們通常使用心理測驗來進行自我了解，那是統計學上的人群落點位置。如果我們不是那麼在意人群落點這些統計數據，而更在乎一些自己平常可以理解的細節，有切身感受的內涵的，是否應該要做一些別的事情來代替測驗？我想探索性繪畫療癒是一個還可以的選擇。

在以上的條件中，要成為主軸或技術，也是依靠諮商師的當下判斷。

延伸2、應用範例

探索性繪畫作為主軸開始時通常沒有主題，但也可以有主題；而做為技術的配角時，通常是為了解決某個在諮商過程中發生的困境，所以應該會以該困境為主題，這個主題是在諮商過程中自然產生水到渠成的，是來訪者和諮商師在諮商過程中，發現有如上一小節之各種條件考量的希望解決的點，在共識下約定而成的主題，以下舉個例子。

某次諮商進行了約40分鐘後，來訪者一直苦惱於人際邊界捉摸不定，雖然有了大原則，但面對於各種突發狀況又會產生不同的差異，感到

衝突不安且難以捉摸，雖然我對他的困擾能理解，也可以用談話諮商慢慢進行探討，但剩下的時間不多，他又是個有狀況才會出現的經濟考量型來訪者，難以預約下次的時間進行諮商，我很不想把這個問題延宕處理讓他繼續大量發酵，影響他接下來的生活，所以我決定請他進行自由繪畫，主題爲人與人的邊界。

邊界本是一個難以定義的詞，也是一個難以執行的維持。難以定義除了邊界會因人而異之外，還因爲時空與事件不同而異，因爲屬於需要彈性的概念，所以也很難討論眞正適切的邊界，對於這些只能意會不能言傳的處置，難以完美的釐清與減低他希望有確切答案的焦慮，但來訪者正被困在其中，所以我選擇讓來訪去體會，並找出答案。

大概過了10分鐘他就畫完了，他畫完之後主動告訴我，他已經得到答案了。他在畫的過程中了解到，其實人與人之間不會有絕對清楚的邊界，一直都是交融的、互相配合退讓的，你進我退、我進你退的，不可能會得出一條清楚的界線。我們就在他這些簡短的敘述中，簡單快速、完整且彼此滿意的在他自己開口承認的答案中，結束了我們的單次諮商。

第三章

怎麼進行？

在這個章節，主要是把前面的概念實際化，讓大家有一個基本的初略步驟可以參照。

親和的態度，去除專業凌駕形象

首先，來個不拘謹的招呼。

哈哈，的確是很奇怪，但是我想說的就是這件事，而且我是跟你說眞的，我的語氣會像現在一樣輕鬆！

如果你希望來訪者能從他較少探索的潛意識提取些什麼，營造放鬆的氛圍絕對比拘謹的空氣好的多。當然如果你希望進行理性邏輯的探討，你可能會希望氣氛更沉靜一些，但是現在是要進行探索式繪畫療癒，在營造放鬆的氣氛之外，諮商師也必須營造個人親和的形象，也就是不要讓來訪者覺得你是一個嚴肅，或把諮商看得極度嚴重的人。

首先，不過度拘謹的做法可以讓我們去除專業凌駕的形象。而諮商師去除專業凌駕形象可以降低來訪者的壓力，讓來訪者在諮商中不會有隨時會被評斷，或需要隨時注意規則的戰戰兢兢的心態，而能將眞正的注意力專注在自己的內心，而不是應付又一套的社會規則與模式。

其次，我在這裡使用親和這個詞，而沒有使用溫暖這個詞，是因爲只有當他人受傷的時候，才會需要你給的溫暖，反過來說，也就是如果你給了對方溫暖，那就代表了你承認了一件事，他受傷了。唯有在「他受傷了」的這個前提下，你才需要給對方比親和更貼心的溫暖。

而如果雙方開始的態度，不是建立在「來訪者受傷了，需要諮商師的協助、以及溫暖」這個潛在立論下、就會更接近平等，也只是接近。因爲來訪者會來諮商，其實在他的心中，早就承認諮商師是專家了，否則他就不會來了。所以不論我們怎麼努力企圖平等，都不會是眞平等，最多只會是心態上的平等，所以不用擔心是否過度的去專家化，因爲諮商師就是專家這件事是諮商行爲產生的必要的不平等條件，是一件無法僞裝的事實。

觀點影響態度，你受傷了的觀點和你有困擾來找我討論的觀點，會帶出諮商師不同的態度，影響來訪者在諮商系統中，產生不同的自我概念與反應。

諮商師的親和而非溫暖的態度間接地反應了——「困擾的確存在，但那不影響來訪者呈現他的觀點，並和他人討論的權利與能力，來訪者只是找個人討論，不是要找一個靠山或港灣。」「諮商師沒有比來訪者強大，諮商師只是一個願意提供討論服務的工作者。」

這又是一個「泛賦能化」的概念。

不只是口頭上告知，你很棒、你可以做到的、我相信你，而是在潛意識的層面上，就加以營造如下：

「我不認爲你很弱，我相信你只是困擾，我相信你有能力，我相信你需要我的協助不多，因爲你提供給我的反饋更多，你才是活耀的思考者，是你主導了整個改變。」

這樣的開始，的確可能潛在的協助來訪者建立一個與他的預設完全不同的自我概念的形象。

另外，第一次來進行諮商的人，對於環境和流程的陌生感，和要進行諮商的緊張感，已經壓力很大了，如果你還很愼重地和他打招呼，他對於諮商的初始經驗就是「諮商必須愼重」，會爲他在諮商的態度上加上一些拘謹的枷鎖。

如果來訪者以謹愼理性的思維過濾感受，也可能會刪除掉一些繪畫元素浮現的可能，因爲在愼重的態度下，我們往往容易捨棄掉那些還沒有成形或並未明顯符合制度規範的感受，這樣將導致繪畫裡失去許多可能的線索。

環境中瀰漫的氣氛影響力是強大的，拘謹的氣氛只會帶來拘謹，開放的氣氛就會帶來開放。

我們都知道，有時候問題本身並不眞的是問題，反而是看事情的角度或者處理方式才是問題，當我們處理問題的「態度」也帶著來訪者有問題的觀感，要達到從其他視角觀看的目的，就會比來訪者不完全沉浸在問題中時要費力，因爲很多來訪者會來求助是因爲早就沉溺其中，不認爲自己有能力，只等待拯救。這個態度的差異其實跟一個學生以認眞求學的態度，和只想完成考試責任的態度去圖書館讀書的差異有點類似。

事實上你去圖書館看完一本書眞的是你的目的嗎？不，其實不是，看完一本書只是形式上的目的，眞正的目的是通曉知識以考取大學，但如果以不求甚解的態度閱讀，也是可以看完一本書，並且以爲「看完」這本書就交差了。只把目標定在「看完」書是形成阻礙的表面形式，是一個錯誤的信念，會導致通曉知識這件事變次要目標甚至不重要。

相同的，在諮商師的專業下進行諮商並完成諮商也只是「表面形式」，眞正要進行的是整合來訪者的內心。如果來訪者的內心無法浮現，那諮商就失去了意義，所以在某種意義上，必須要去除來訪者對專業的依賴，來訪者的內心才會不被壓制而出現。而要讓來訪者降低對諮商師的依賴，諮商師必須先暗示來訪者「不要對待我以高高在上的專業崇拜，別讓對我專業的依賴凌駕於你關注自己的內心之上」。

放空不是空，空也不是眞的空，但是如果你以爲就是要放空，那你就眞的空了。諮商師必須知道爲什麼要放空，並且有意識的在控制下放空，才能保持眞正的放空，既要營造機會讓來訪者內心浮現，認爲是自己選擇看見自己，又要以隱性跟隨與提問的方式，給予來訪者思考與釐清的實際有效引導。

看大量示範作品去除繪畫焦慮

會進行探索性繪畫療癒的來訪者，不論是自己感到有興趣而想進行，或是基於諮商師的建議，來訪者還是難免會在繪畫技巧上感到擔憂，甚至會對於繪畫的內容感到煩惱。因爲探索性繪畫療癒在大部分的狀況下是不設定繪畫材料，也沒有進行繪畫技巧教導的，所以對於長久以來已經習慣必須對繪畫給予評論一番，屬於社會大眾一員的來訪者，也會擔心自己的繪畫是否會被評論、是否正確、是否可被期待。當然，藝術家不在此列。

我們當然不想要這種擔心影響到來訪者的作畫，所以我們必須要想辦法降低來訪者的焦慮。

我的做法很簡單，給他各種不同表現形式的參照作品，多到讓他無法決定哪一種才是眞正適合他該參照的樣子，毀損他對於上美術課需要被打分數、繪畫是個藝術，必須要進殿堂被眾人評價的傳統觀念。也就是邀請來訪者進到放滿繪畫療癒畫作的房間，讓他們瀏覽一下近百幅的不同風格的其他來訪者的探索性繪畫作品。但我只會跟來訪者說：「別擔心，這些就是其他人畫的，你可以看看，各種各樣都有，你想畫什麼樣的畫都可以，簡單的、複雜的，都可以，隨便你。」當他們傳統的觀念被毀損，畫作就可以有個好的開始了

在這些作品中，有具體化、有抽象化、有豐富滿滿的構圖、也有簡單的單色畫、有豔麗多彩的風格，也有黯淡灰色的畫作，有充滿繪畫技巧的科班作者，也有技巧笨拙有如兒童畫的成人塗鴉，有大、有小，有不同的顏料，有不同的主題。

但這些作品都有一個共同點——可感受到的生命力。

畫作的生命力不在完美、不在技巧，而是在眞正質樸的情感，那明知不完美，卻還願意交付自己感受的嘗試，那麼的眞誠，毫無隱藏的赤誠的心。

當來訪者看完這些作品，通常都會說出同樣的結論「那些畫看起來都好有故事」，雖然他們從不會知道眞正的故事是什麼，也不知道是誰畫的，只是因爲觀看了別人的畫，他們便知道了，繪畫的重點不在技巧，而在畫出自己的故事，他們的焦慮也就不會那麼重了。

另一個部分，在來訪者觀看了那麼多人的畫作之後，他們會發現，原來世界上有故事的人這麼多，眞正心理有困擾的，不只他一個，原來他不是孤單的，這樣的感覺不只安慰到了來訪者，也讓他更能以放鬆的心情去進行繪畫，探索心中的故事。

這也是我下一本，專門給來訪者的自我操作書《愛自己、畫自己》中，要放入那麼多其他來訪者的繪畫的原因，因爲我希望自己在家操作的

來訪者，也可以藉由了解書中的其他來訪者的畫作，而知道世上人人有故事，藉由看到他人的故事，可以讓自己放鬆、讓自己不孤單，讓自己有同伴一起前行。

每一個細節都有著許多不同層次上的用意，在每一個小細節上，累積「一點點」就能促成大改變。

創造適合心流產生的環境

我們前面說了，大部分的來訪者，因對繪畫多多少少會有焦慮，所以如果要進行探索性繪畫，就必須催化來訪者放鬆，才能讓來訪者進入自己的潛意識感受，而足夠放鬆的環境就是一個重要的催化劑。在環境中營造出大眾熟悉的日常生活環節並以從容的態度來鋪陳，藉以暗示探索性繪畫只是一般活動，不困難也不超出日常生活可應付範圍，不需凝重緊張的應對。

觀看他人繪畫作品的環節時，已經讓來訪者了解探索性繪畫療癒所需要的繪畫技巧，並不是一般定義的繪畫技巧，而是打開自己的內心，用自己所想用的方法，不複製的、獨特的，去表達自己感受的各種可能。重點在嘗試的心，專注其中的感受，如果能體會，則繪畫的感動自然會呈現。

所以諮商師在為來訪者進行繪畫療癒時，提高來訪者繪畫表達能力的方法，就是要讓來訪者在進行繪畫療癒的當下，不去在意世俗的制約，而放鬆的任意打開且傾聽自己的內心感受並願意嘗試表達。當一個人越可以放鬆，越不需要擔心被外在環境評價是非對錯，不需急著應付外在標準的時候，就越能進入需要專注的心流，進行自我對話、看見內在感受，提升了繪畫療癒的潛在能力。

當來訪者面對探索性繪畫感到有些難度，但也因放鬆讓自己繪畫表達能力比想像中提高許多時，來訪者將擁有基本的掌握感，相信自己的能力，進而全心集中注意在充分表達上，畫出自己的感受。

通常我會爲來訪者準備多種飲品和茶點給來訪者選擇，藉以打破他們心中與諮商師之間固定地位的既有印象，並讓他們享有選擇的自在，除去被諮商師支配的弱小感受。有時僅僅只是沏上一壺茶，而不是一杯白開水，氛圍就不太一樣，精油、音樂等也都可以幫助氛圍改變，協助來訪者釋放內在，不再拘束。

但如果不是在慣用的諮商室怎麼辦？諮商師放鬆的態度是最重要的。

有次我去企業執行EAP計畫的時候，因爲對方公司的工作非常繁忙，沒有辦法請參與計畫的人員都同時停頓下來參與活動，所以我就採用了分批隨興加入的方式，工作告一段落的人，就可以來畫畫，然後再回去工作，等下一個工作空檔，再來和我聊聊；如果你想把畫具帶到你的工作桌，一邊工作一邊畫也可以。在各種可能上彈性，創造來訪者具有選擇權的感受。

只有我所在的位置是固定的，方便所有人找到我。

這是一個看起來完全沒有任何制式規範的EAP執行計畫，不論在場地、時間、活動規則方面都沒有，我唯一的策略就是徹底的跟隨，完全的跟隨公司的作息習慣和速度，跟隨每個人的需求，在他們最熟悉、也壓力最大的地方給予自由，用我全然放鬆的態度和他們相處，讓他們在具有壓力的工作環境中，體會到有機會放鬆的微妙對比，製造出心中感受流動的空隙與動力，讓內心更能夠解放出不同的反應。

活動結束後企業老闆給我回饋，表示同事都收穫良多，並於不久後向我邀約執行了分公司的另一EAP計畫，顯示來訪者對這樣的方式頗能接受且感到放鬆。

其實活動在哪裡進行都無所謂，最重要的是諮商師必須要營造出來的不拘謹、不需警戒、不需防備的氛圍，包括你的形象，同時給與來訪者選擇權暗地裡偷渡賦能的概念。

我並沒有要故意特立獨行，只是在過去養成我開放信念的那些長期的工作訓練中，從來就是遇山開山、遇海填海，不為自己設限，不對困難屈服。在這些前領導者們的教育下，我也學到了對於任何在諮商時突然的變化與困難，完全不隨之騷動的淡定處遇，感謝我的前領導者們以身教示範了開放的帶領方式，讓我真心的體會到開放的態度成就的無限可能。

從選畫板、畫筆開始

來訪者選畫板的時候很有趣，有些會選大的，有些會選小的，有些畫完小的之後下一幅會選擇畫大的，有的畫完大的之後，下一幅會選擇畫小的。從這些選擇的變化當中，我們可以看出很多有趣的事情，所以不應事先布置好一分用具。

而畫筆的選擇也很有趣，有些人一開始就選擇很多支畫筆，並且一直增加；有些人則只選擇一支，從頭畫到尾。你可以看到，每個人有每個人的特色。

當然，選擇畫板也是開放營造的環節之一，同時，也是一種不斷的賦能暗示與模式培養：「你，其實可以選擇。」

開始畫畫

選筆和畫版，其實就已經是繪畫的預備動作，有如暖身操，不只是實際操作上的，也是心理上的。當來訪者選完筆，把顏料等物品都布置好之後，就可以自然的讓來訪者進行繪畫。

通常我在來訪者開始繪畫之前，會詢問來訪者有沒有什麼對於繪畫及工具使用上的問題，並盡可能解答，進行解答的目的不是要教會來訪者畫畫，而是要消除來訪者的焦慮，協助來訪者知道，如果他想要表現某種概念，表現的方法並不受限，有無限種可能，重點在願意嘗試表現出來。而我爲來訪者解答完後，我就會在與來訪者有些距離，並不是緊挨著彼此的角落，也同時進行繪畫活動。

我與來訪者同時進行繪畫有幾個目的：

1. 陪伴

有人在一旁安靜地做著同樣的事，是以行動給予支持，令對方有同伴的感受。

2. 不給壓力

來訪者面對沒接觸過的自由繪畫，大多數都會擔心畫不好，沒辦法施展開來。但如果出錯的時候不會有人看到，那就根本算不上有出錯這種事，因爲不論畫的多不完美，都可以修改，不會留下任何記憶，不必擔心會被評價。所以諮商師最好在來訪者進行探索性繪畫時找些事做，別緊盯著來訪者作畫，給來訪者留些喘息的空間。來訪者是他自己的主人，他可以畫他自己想要的畫，諮商師不用過分擔心。

3. 保持距離

有時候來訪者會很依賴諮商師，但是人必須專注在自己所做的事情上的時候，才會接近產生內在的心流，如果諮商師一直讓對方有可依賴感，或者過度協助，那對方有可能選擇不獨立而無法專注。若諮商師同時也進行繪畫活動並投入其中，則來訪者也會感受到彼此獨立的訊息。

4. 「專注」的示範

當諮商師顯示出專注的態度進行繪畫的時候，來訪者也會將專注視爲在這個時間中理所當然的情境，而不會去擔心是否應該互動的問題。

5. 平等宣示

你做什麼，我就做什麼，不會因爲我是諮商師而有什麼不同，我們都是人，在同樣的起點，做同樣的事，我只不過是個陪你探討的人。

6. 信任

我相信你可以，所以我不需要放下手邊所有的事盯著你，你可以從我從容的態度就可以知道我並不擔心。

所以諮商師們，請讓你做自己的自由繪畫吧！

在畫畫的過程中，諮商師並不是完全不能靠近來訪者，而是別完全緊盯著來訪者，對他造成壓力，起身拿顏料或者上洗手間經過來訪者身邊的時候，還是可以進行些順便的、不是明顯刻意以觀察爲目地的觀察。

如果來訪者沒辦法進入繪畫，可以試著由諮商師帶領靜心，讓來訪者感到能專注再繼續繪畫。

靜心

通常無法自力進行繪畫常見的原因有以下幾點：

1. 緊張或懷疑自己是否有繪畫能力。

2. 心裡念頭太多，過於紛亂，不知如何下手。

3. 心中空泛，什麼也沒有感覺，不想畫。

不論是哪個原因，都有可能導致無法獨立進行繪畫，也表示之前所進行的環境暗示成效不彰，這時候就適合進行靜心引導。

每個諮商師應該都有自己熟悉的引導來訪者靜心的方法，我自己最常帶領來訪者使用的方法就是一般的冥想。

配合呼吸，整理紛亂的思緒，沉靜、觀想、感受。

至於觀想什麼，就看諮商師當下對來訪者的判斷。當然也可以完全不觀想，只讓心情沉靜就好，通常心情沉靜之後，大部分來訪者就可以下筆了。

真不行，就只好依靠外力給予支持配合靜心，例如先前提過的音樂，或者給予薰衣草或雪松等精油讓心情平靜，或嗅聞來訪者自己當下選擇的精油，或使用頌缽。如果還不行，就該省略前述，直接進入談話，不要再要求來訪者進行繪畫造成挫折感。

畢竟雖然來訪者事先已經知道要進行繪畫療癒，但是如果來訪者感到有壓力，那何不先就他的壓力聊聊就好呢？解決來訪者的困擾，才是諮商真正的目的，而不是進行繪畫療癒這個預設好的手段，對吧？

就當下的狀況進行最好的處理，也許處理那無法擺脫的壓力，反而可以讓您和來訪者都收穫滿滿呢！

來訪者對畫作下標題

來訪者畫完之後，邀請來訪者爲自己的畫作下標題。

下標題的步驟可以幫助來訪者整理自己的繪畫感受，是個重要的提取方法。

當有了標題之後，諮商師也會更容易抓到來訪者繪畫所要表達的內容主題，能避免從諮商師自身的角度去主觀評斷。

來訪者對畫作的命名在和諮商師對話前後有時候會有不同，這種不同也可以視爲來訪者對自我認識的改變。

例如圖1：與諮商師討論前的標題爲「紛紛宇宙」。

與諮商師討論後的標題爲「剛好距離的愛」。

呈現出了來訪者對自己更細膩、更深的理解。

圖1　剛好距離的愛

一、來訪者對「作畫過程」進行描述與解釋

大部分的來訪者在下筆繪畫的時候是有感覺的。

我先畫了這個，然後畫了那個，然後補了另一個，最後用了某個部分作爲最後的完成，所以最後的呈現就是這樣，畫完這個部分之後讓我覺得已經畫完了、完整了。

通常來訪者會是像以上這樣描述的。讓來訪者進行這樣的作畫過程的描述有些什麼目的呢？

目的如下：

◎簡單事實描述

僅只把來訪者描述的繪畫過程，看作是流水帳般的事實描述，做爲具安全感的陳述基礎與開端，不會有價值判斷，也沒有對與錯，在這樣簡單的敘述過程中，開啟來訪者陳述與討論的輕鬆感受與信心。

◎蒐集資料

於描述中蒐集資料，但是僅做爲歸納整合的可能線索，不形成定論，不以傳統繪畫解釋爲定義，不以諮商師主觀的定義解析。

◎喚醒

作畫時來訪者全心的投入在自己的世界裡，藉由邀請來訪者進行繪畫過程的描述，我們可以把來訪者從一個人的繪畫狀態慢慢地喚醒，進入適合對話的狀態，而並不是急切的就進入繪畫意義的探討。

◎預熱

諮商師藉由簡單的回應與詢問來訪者的過程描述與解釋，爲諮商師和來訪者之間的談話進行了溫和的預熱，不會一下太尖銳，而有觀察與試探的空間。

◎回看

有些重要感受，如果來訪者沒有及時回顧仔細感受，就會快速的流失，忘記曾經存在，相對的如果來訪者可以及時的細細品味，將會讓來訪者更充分體會到他自己的內心作畫時的感受，讓來訪者把感覺深化。有時候光是這麼做就會讓來訪者自己頗有感觸，並且直接連結引導進入他想要的談話主題，完全不需諮商師插手釐清。

◎探索的起點

諮商師要和來訪者對談總必須有個起點，這個起點不是根據諮商師而來的，而是根據來訪者來的，所以讓來訪者對自己的作畫過程進行描述，也是讓諮商師有個可以提出進一步探索的疑問的起點。

在探索性繪畫中，「慢」是個重點。利用每一個小細節慢慢的、不急躁的，開啟了來訪者的安全感與對話參與感，適當的幫助了來訪者醞釀開放的感受。

二、諮商師提問

在來訪者敘述完他的作畫過程之後，諮商師必須適時的提出一些開放式問句，進行更深入的了解。

不同的理論愛好者有自己喜愛的詢問方式與重點，我通常是先就引起我好奇的部分加以詢問，請求來訪者自己的解釋與釐清。這個部分，各位諮商師可以應用自身的口語諮商經驗，我也就不多加贅述了。

但是很重要的一點，我還是必須提醒的，就是既然我們做了那麼多開放的功夫，讓來訪者將自己的感受投射出來，那就好好的觀察與提問進行討論，但別去定義任何的象徵，也別用任何制式的規則去判斷了吧！

畫作修正、再次繪畫

當諮商師對話時發現了來訪者另一扇打不開的門，或者受傷需要修補，或其他的特殊情況（無法釐清、問題處於困境、壓抑情緒浮現、不同視角、需要進行確認）等等，諮商師可以有兩個選擇：

其一、繼續使用口語談話。

其二、回到繪畫，再次進入來訪者內心，重新整理了解到底發生了什麼。

通常我會建議諮商師秉持少出力原則，邀請來訪者再次繪畫。因爲來訪者是最了解自己的人，諮商師應該把原始詮釋的權力還給來訪者，不論來訪者的詮釋是否故意帶有隱瞞，或否認，或是其他模糊的答案。就算如果有隱瞞或否認，也是我們該理解並協助看見的一部分。所以遇到新的問題，諮商師應該找到來訪者的觀點，然後跟隨來訪者的觀點，從來訪者理解的觀點上出發，去向來訪者能理解的最遠距離，再遠一點點，而不一開始以具有權力的方式另立觀點，才能避免悖離建立來訪者主動參與性的基本原則，不增加來訪者的負擔，並能獲得更接近眞實的效果。

這時候的我仍舊是保持給予來訪者個人空間的，他需要和自己相處，需要和自己內心更深的感受對話，而不是我。我只是個在一旁靜靜守候並願意適時提供協助的局外人。

反覆循環

有時候只要畫一幅畫，再加上談話就可以完成一次諮商，但有時候需要反覆的進行繪畫與對談。

有時候本來以談話性諮商爲主要方式，也會爲了讓來訪者快速整理，所以加進了繪畫。這時候的探索性繪畫療癒的身分就是前面提過的技術。

總之，繪畫與談話交錯進行，哪個方式適合或哪個方式在當下的效率高就採用，不去設限。

第四章

應用範例

幼兒發展的觀察：發展與馴養

鄰居的女兒，總是喜歡和我玩，所以我多次邀請她來畫畫，從還沒有上幼兒園前，到即將邁入小學，記錄了孩子的發展。

第一次畫畫：上幼兒園前：

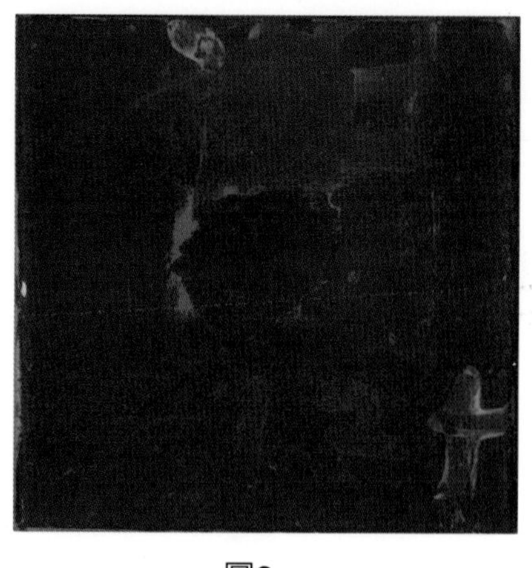

圖2

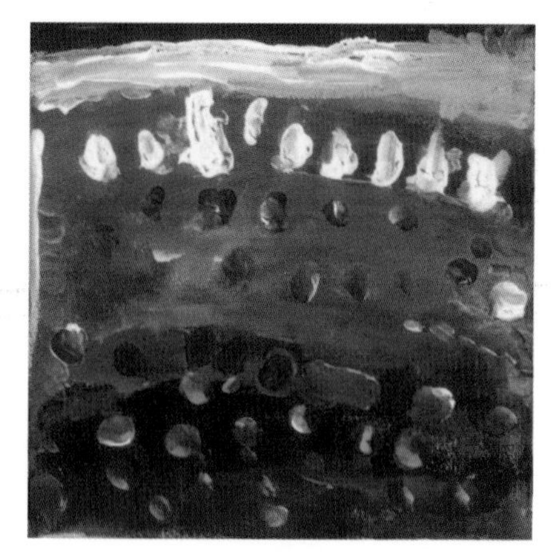

圖3

第二次畫畫：上幼兒園後：

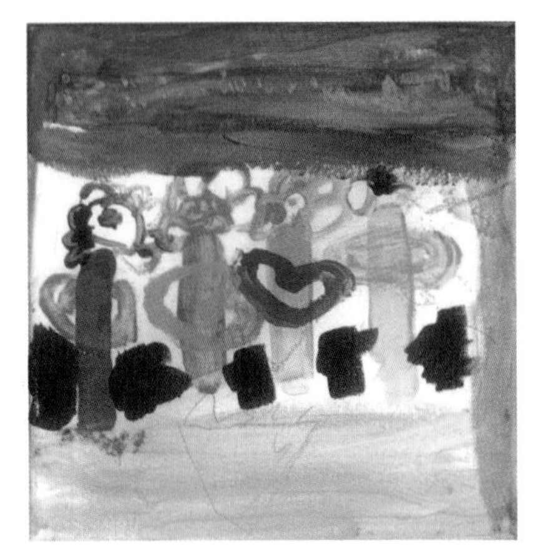
圖4

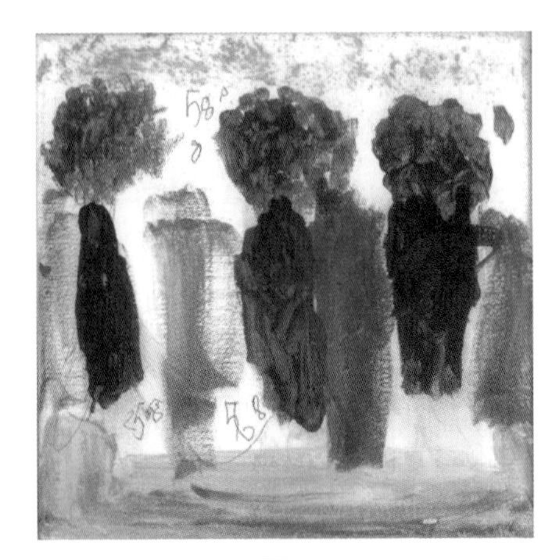
圖5

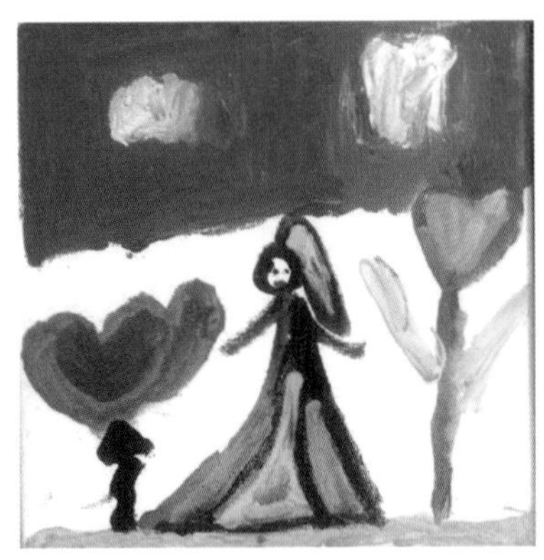
圖6

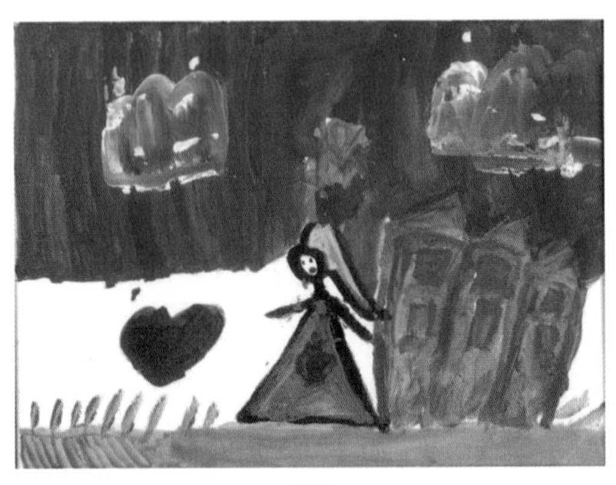
圖7

圖2、3、圖4、5、圖6、7分別是在上幼兒園前、上幼兒園後、即將上小學前所畫的。分別屬於三個時期的畫，展示了孩子的成長痕跡。除了可以從用筆上發現精細動作的增長，也可從不同角度觀察孩子的心理變化。

一、用色

在圖2中，上幼兒園前的孩子首先將整塊畫布用鮮明的橘色塗滿，然後又把一層一層的深綠色、褐色覆蓋其上，直到整個畫面被大量深色的顏料覆蓋，整個顏色非常的厚重。圖3中也是採用了飽和度非常高的重複塗抹的底色。

圖4、5、圖6、7中孩子的用色沒有像上幼兒園前的那麼重，但是還是可以發現剛上幼兒園時的圖4的天空和圖5的地面，還是有著各色混雜的傾向，而即將上小學的圖6、7的用色，不論天空或地面都是採用同一顏色。

二、留白

在圖2、3中，不僅沒有留白，還反覆的上色覆蓋。而逐次的，留白越來越多，到了圖6、7上小學前，留白幾乎已經占了畫面的1/2。

三、主題

在圖2、3中，主題似乎是分散的，不甚明顯。在圖2中除了底色，就是在上方中間有個綻放太陽，還有右下角有孩子正在學習的數字1、2、4（漏了3），正中間有團啥也說不上來的黑色。在圖3則是平均布滿了畫面的點。

圖4、5中在剛上幼兒園時的表現，則是展現了排列整齊的直線構成的樹和花。

圖4、5中到了快上小學的時候，主角便成了自己。

四、一致性

圖2、3中底色雖然相似，主題仍保持不同，圖4、5中底色和主題相似，圖6、7底色和主題都相同，點綴物不同。以上每一個時期中的兩幅畫，都是同時間接連完成的。

五、我觀察到的孩子生活

在上幼兒園前，孩子每天在家附近一個人橫衝直撞，有時候會和其他的孩子一起玩得很嗨很大聲，有時候玩一玩會吵架。

上幼兒園後的時間，孩子大部分時間用來打手機遊戲。

快上小學前，孩子會和好朋友一起玩，雖然還是會想跟朋友爭搶，但是比較願意放手，禮讓朋友。

但在畫畫上還是一樣，一幅畫不夠，還要畫第二幅才能眞正心滿意足。

孩子有些東西改變了，但有些東西沒有變。

我知道她開始懂得規矩了，她在畫畫上不再有那分沉迷於色彩布滿的熱情，改而著重於描繪勾勒。她的畫不再是全面的底色，而是物件、地面和天空，開始從一個世界屬於我的小屁孩轉變成一個懂得世界是有結構有秩序的人了。她也從關注著日常生活瑣事，人我分別概念薄弱的狀態，轉而關注自己的存在了。

這些改變除了自然的發展外，也是來自於學校的教育對於「秩序」的教導與要求，還有學校對於「表達」的訓練，是孩子社會化中正常的發展過程。

但我對小孩有關於秩序和表達的這些變化有些感觸，有點捨不得小孩長大，也感慨於人必須長大，終將面對某些難題。因爲在這幾幅畫中我看到每個人身上早晚都會遭遇到的，原本的迷人特質被制度馴養的過程；也看到了人在制度的馴養下，開始必須強調自己的存在，開始期待自己能持有魔法棒的那種妄想或擔憂。

在人們的成長過程中，任何人都無法逃避具有一體兩面性質的「秩序」，這個社會的不可失去之善與必要之惡。不可失去是因爲沒有秩序的社會，將無法運作；惡是因爲心中被秩序強力約束的個人，容易變的難以表露自己感受，甚至無法區辨自己眞正感受與社會期望反應的差別與原因，隨波逐流、失去自我，遺忘了那曾經感情充沛的自己，爲了必須符合他人眼中的規範，失去了自我的界線，產生問題。

表達也是必要的，如果沒有適當的表達，便無法達成與他人的溝通。但如果施以一致性的重複模擬的表達訓練，將漸漸失去一個人的創造力。而當一個人失去創造力，雖然不會影響到日常生活的運作，但在日後出現常軌生活之外的問題時，便無法由自己內心思索出答案，也可能會失去彈性無法適應。

所以人在成長的過程中，如何在其中取得各種平衡，是我們必須努力達成的。

教育是個社會馴化的起始過程，馴化是進入社會的必經路程，要融入社會的確是需要被馴化。面對孩子的成長，家長的角色很重要，家長必須協助年幼的孩子在接受社會之馴化的過程中，保持自身的平衡，讓孩子在遵循制度下，同時能保留自己擁有自己感受或方法的彈性，因爲失去彈性，過度嚴格的要求自己，或過度的批判他人，或過度的放縱與放棄，都是經歷過度馴化要求的孩子的可預期的將來，也是心理諮商一直有這麼多客群可服務的重要源頭之一。

在幼兒身上進行繪畫療癒，要她們說出些什麼眞的很難，畢竟他們所會的語言描述還不全面，就算內心充滿了感受或明白發生了什麼事，也無法精確地加以描述，但細心的觀察，我們還是可以從中發現許多被述說的故事。

祝福每個孩子的成長路途，都能找到他們心中的平衡。

道德規範的錯誤&我太心急

朋友來找我，說他也想進行繪畫療癒，我想著也無妨，取巧的沒有謹守雙重關係的界線，然後，我發現我錯了。

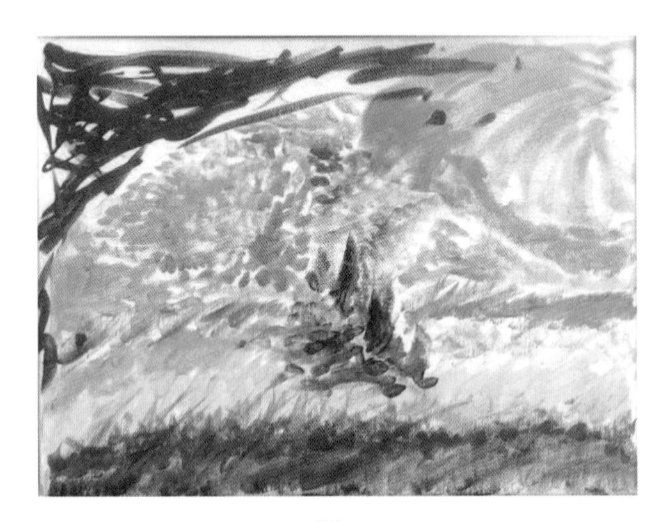

圖8

圖9

雖然平常就知道我的朋友情緒偶爾比較激動，但畢竟我平常跟朋友相處的時候是處在一種未開機的省電狀態，加上她日常生活也還算是在成功的運行軌道中，所以我也沒有太細心的去留意。她說要來畫畫，我也就答應她了，那就來吧！沒什麼大不了的。誰沒有心情不好的時候呢？朋友來了，就陪她畫畫、聽她吐吐苦水就好了吧？

但是當朋友畫下圖8的時候，那超級用力的密密麻麻且混亂的筆觸，讓我心急，造成我下了錯誤的決定。

在第二幅畫，我一反常態沒有給對方開放式的繪畫自由，反而是在高引導性下，先用力的爲她進行了靜心冥想，干預了她當下的感受，然後馬上請她畫下第二幅畫。

第二幅畫她畫出來了，就如圖9。在那個當下，我被自己的焦慮蒙蔽，看著那水平的不再用力衝突的線條顏色，只是覺得太好了，終於有幫上朋友了，終於讓她心情比較平穩了。但是我卻沒有看到其中的失誤，只是愚蠢的以爲自己做的還可以。

後來，朋友回家後很快的就繳交了圖8的回家作業：爲圖8寫了一首詩。但是對於圖9的相關的詩卻拖欠了許久，久久無法繳交。一直到這些後續發生，我都沒有注意到這些細微的徵兆正在告訴我，我沒有注意到自己犯了錯誤，還一直怪罪朋友怎麼不積極繳交作業。

在這麼嚴重的錯誤下，我不得不把短期焦點中，曾經提到的諮商師守則再拿出來一下告誡自己。

如果諮商師給予來訪者的引導，對方沒有適當的反應，那一定是諮商師的錯，而不是來訪者的錯。

我的朋友遲遲寫不出來第二幅畫的詩，無法順利繳交作業，不是因爲她不想繳交或拖延症發作故意拖延，純粹是因爲第二幅畫並不是她內心眞正的感受，而是因爲我這個諮商師的焦慮，想讓她快點平復情緒，而沒有眞正進行疏導所擠壓出來的，所以她找不到感覺可以爲第二幅畫寫詩，也沒有辦法找回當時的平靜，因爲，那不是她的，是我對她強加的。

事實上，在第二幅畫中，就出現了問題，雖然我心裡清楚，但我卻因爲焦慮選擇不去看見。在圖9中，雖然已經沒有了圖8中的明顯急促感，但在平順的筆觸下，同一個色塊中仍然隱藏著明顯濃淡不一的顏色，每一個色塊的邊緣也呈現彼此之間無法密合的粗糙，而畫框邊緣也多處沒有塗滿，處處都顯示著那還是充滿不安的感受，根本就沒有達到眞正的平靜。但我只想著要加快速度，趕快讓她恢復日常的生活，不想讓她過得這麼痛苦，一味地想著，反正她畫得出來平靜就一定有抓到平靜了，我再加快些速度，趕快讓她進行確認，一定可以在最短期間內讓她恢復情緒的。

但是，心理諮商從來沒有快這件事，只有準確這件事，當你做得準確，才會快。當你做得不準確時，表面上看起來快，實際上卻是把問題更往深處埋。

我算是狠狠地學到教訓了，我不應該打破我自己的規則，在第二次繪畫之前進行靜心，尤其還進行了高引導性冥想。

其實我還犯了第二個很嚴重的錯誤，違反了倫理守則，在雙重關係下進行了諮商，這也是我會犯下前述錯誤的眞正原因。

雙重關係，讓我滲入了太多個人的感情，造成我的焦慮、傷心、擔憂，影響了我的思緒，讓我喪失了客觀判斷，完全忽略了可見的事實，更因此認定對方不夠積極，給對方施加了其他本來不存在的壓力，反而加重了對方的負擔。

我只能說，不論你以爲自己有多專業、多冷靜，只要是人，都永遠無法逃開人性，永遠無法控制那潛藏在表面的理智下，那起伏波動的看不見的情緒。

這件事，再一次的提醒我自己倫理守則的重要性，當諮商師疏忽於遵守倫理守則，的確是個隱憂。

面對修復人心的諮商這門學問，倫理的確非常重要，也希望每位諮商師都能從我的例子中理解並嚴格遵守、避免犯錯。

職場中人際互動的改變

在第一幅畫畫完之後，我與來訪者針對第一幅畫進行了談話後本要結束，但結束前來訪者主動要求表示想再畫一幅畫。

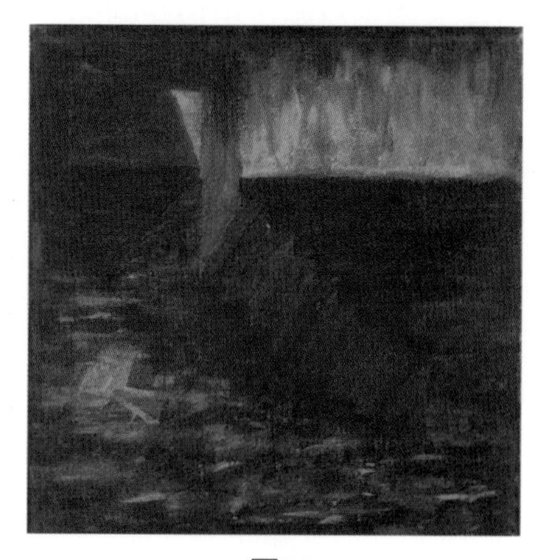

圖10

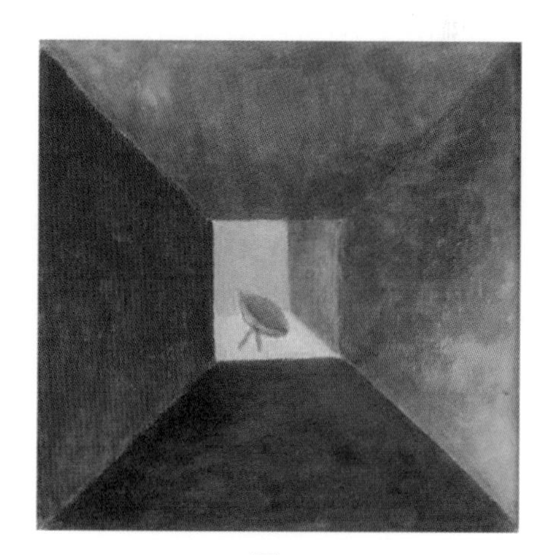

圖11

公司裡面總難免會有不同的意見，多多少少給老闆製造了難以處理的煩惱，所以學長邀請我去幫他公司內部的員工提供相關的心理協助。

這兩幅畫是一位主管所畫。當他畫完第一幅畫（圖10）的時候，他對他自己的畫作感到相當的滿意。

來訪者的畫作中充分呈現了後現代超現實主義的達利風格，來訪者雖然沒有說明，但我心中已經浮現了對這位主管的第一個初步印象輪廓，不喜歡照著規矩走。

網路上關於後現代主義的敘述是這樣的：「後現代主義（Postmodernism）是一個從理論上難以精準下定論的一種概念，因爲後現代主要理論家，均反對以各種約定俗成的形式，來界定或者規範其主義。並認爲結構主義仍然屬於追求統一性和單一本質的傳統。」

這種難以精準定論、反對約定成俗的精神，在來訪者繪畫中高度的展現。我們可以看到來訪者畫作中的樓梯、門、天線、整個空間，都找不到確實唯一的方向性可以遵循，甚至沒有一個需要固定觀看的方向，其中極度豐富的色彩混雜呈現且融和，黯淡中帶著迷離，背離了一般大眾的審美觀而顯得獨特，這種種都顯示了來訪者對後現代解構信念中的創新思維方式的認同，間接也推論出他內心對於單一結構的不認同。

很令人驚訝的，辦公室衝突的另一方主管的畫作，正好就呈現出單一結構的概念。是一個乾淨的粉紅色單色畫，除了顯示出完整一體的概念，還顯示出企圖尋找甜美、無瑕疵、無雜質的完美要求。

從兩方的畫作中，我們看到了雙方在信念上完全背離，一個接近高度結構，一個屬高度解離，完全不相容。可以想見兩方在工作的時候，有多麼的處處展現出差異。

兩者完全不在一個思考方向上，在一起工作時，可以感到思緒完全被對方所阻撓，彼此覺得對方故意在和自己作對，但是又說不出對方具體做錯的地方，所以也沒有辦法要求對方改正或道歉，雙方在這種莫名其妙的挫折感中，怨氣越累積越多，然後就爆發了。其實雙方都沒有惡意，都想把事情做好，也不是因爲對彼此有什麼惡意，但是就是覺得越來越合不來。

這些基於信念的不同，影響了基本做事原則、思維模式以及不是明顯可見的行爲細節，所以每次產生的衝突也是隱藏的，無法理出頭緒的。不是可具體描述的事件，無法被定出對或錯的，在這些和工作的大方向無關也不應該一個一個小步驟規範檢視的細節中，不知不覺的出現了歧異，造成彼此無法和諧的銜接，甚至開始必須在每一步更細的細節上進行確認。這些不是眞正錯誤的落差，使得彼此合作下來變得特別費力，雙方都產生了疲累。

用簡單說法來解釋也就是四個字：「觀念不合」。

所以我和來訪者對話時完全沒有談論到引起雙方戰火的細節，而是談論了雙方風格的差距，以及對兩種風格的人所造成的影響，因爲我感受到眞正的問題不是執行的細節，而是內心信念的嚴重衝突。

來訪者在和我討論了雙方信念的差距之後，也認同了兩人在做事風格上的差異原因，也能夠感受到對方其實並沒有惡意，只是堅持的原則不同。他甚至開始主動問起應該怎麼樣才能讓對方感覺好些，讓彼此的溝通更順暢些，而不是停留在述說雙方感覺合不來。

當知道問題的眞正起因，理解雙方的差異，並了解這些困擾不是彼此故意的存在之後，人們往往更願意主動去改變，而不是去糾結在枝微末節的事情該怎麼處理，又誰才對誰才錯的問題上。所以來訪者主動的要求繼續畫第二張圖，以求整理他的想法，尋求改變。

在第二張圖（圖11）中，來訪者運用解構的概念，對自己的信念進行了解構與再結構。

他將自己第一幅畫中的顏色加以分類保留，分別放在四個不同的方向，並訂出清晰的界線。更重要的是，在畫面的最中間，他騰出了一個空間，希望能尊重並給予對方適當的空間。

空間裡面的顏色是之前所沒有的亮色系，而這個選擇雖然跟對方所選用的單色不是同一個顏色，但都保留了單色以及粉彩色系的特質，又將自己一直喜歡的能夠聽清楚他人心聲的天線，留在了小空間裡，希望能與對方進行良好的溝通，釋放出了極大的善意。

雖然事情似乎在彼此內心開始有了好轉，但很可惜的是，辦公室的整體衝突在我去之前已經連續的發生了一個月，雖然大家都有意願改變，但過去衝突的累積還是讓人疲累無法改變，撐不到我再次去，對方在一星期內就離職了。

這是真的很令人遺憾，如果在衝突一開始就了解，並尊重彼此的差異，共同合作，結合結構的穩定與後現代解構的創意，攜手並進，很可能會有創新的結果。

完整畫作中的隱含

他想了一下，才發現原來他一直畫的是記憶中的美好。

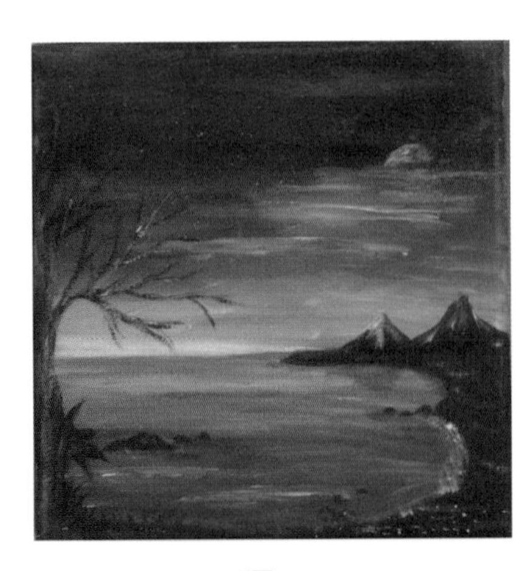

圖12

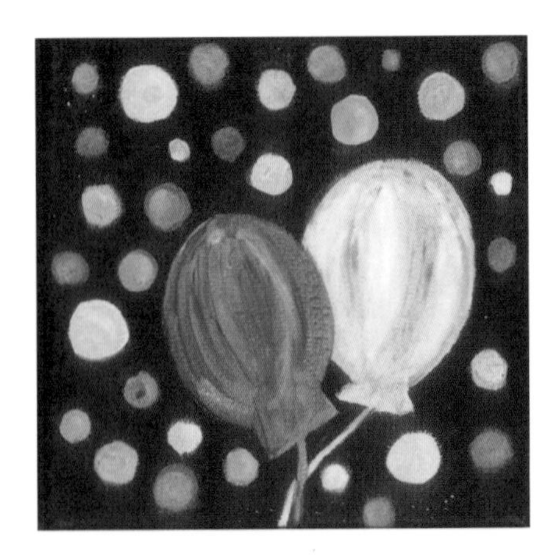

圖13

來訪者是一個以手工與繪畫爲職業的兼職畫家，當我邀請他開始作畫，他一點也沒有猶豫的就動手畫了。沒有多久的時間，他就完成了。

那是一個很美好的海邊夜色，非常細緻的畫，描繪出了每一個細節，夜晚、星空、廣闊的海邊、蜿蜒的沙灘，充滿著靜懿。我注意到類似的畫風不斷的在他的畫作裡出現；海邊、星空、椰子樹。

我問了他一個問題：這是哪裡？

他突然愣住了，這是他畫了許久，不斷重複畫著的主題，但他卻從來沒有想過這是哪裡的問題。他沉默的看著畫，想了1、2分鐘後，回答我：「這是我記憶裡，曾經去過的海邊，我在那裡度過了我的青春歲月。」

他向我描述了許多在那海灘上發生的事，就好像是你我也曾經有過的青春年少一樣，是那麼的美好，那麼的令人津津樂道，但卻同時也是再也無法拾回的記憶，沉沒在那過去的時光裡。

我又問了他一個問題：你還想回去嗎？

他又沉默了。

他告訴我，他很懷念，但不會再回去了，沒有理由、沒有衝動，也再沒有回去的必要了，景色依舊，人事已非，人生一次就夠了，該放下了。

於是我邀請他進行了第二幅畫，畫下放下的自己。

他在第二幅畫（圖13）中畫了許多氣球，代表那些美好的回憶，永遠是那麼的鮮豔、年輕、有活力，但他不會再把它們繼續留下，會放它們走。

不過同時他也告訴我，他本來打算把整幅畫畫上明亮的色彩，卻不自覺的畫上了厚重的黑，那沉重的感覺，彷彿沒有辦法脫離一樣。

是的，是需要時間的，不急、不著急、慢慢的，畫，會變得明亮。

也許，在那完美畫作背後隱藏的，是白天陽光熱情喧囂後，只剩下自己的、空蕩的、害怕喧囂的。也許，我們還有更深的議題。

有沒有可能當他坐下來畫的第一幅畫（圖12）是另一幅畫？有可能。如果由另一幅畫引出來的會不會是另一個故事？有可能。

我們的人生當中都不只有一個故事，他的人生也不只一個故事，每個人的人生都不只一個故事，故事中還有故事，我們必須一層一層慢慢的剝開，不論當時浮上來的是哪一個故事，那個故事就是當下我們要和來訪者探討的故事，而不是其他的故事。

等有一天，也許是你已經爲同一個來訪者探討了十個故事以後，你會發現，原來這十個故事，共同牽扯著一個更深層的終極故事。只是我們都必須也只能處理當下那個願意讓我們看見的故事。Right here right now.

當然，來訪者無法放棄深色顏料的原因，還有可能是因爲他過去使用深色顏料的繪畫習慣還沒有被打破。

如果要打破他的繪畫習性進行更深入的繪畫療癒，探索撇開習性的更深的潛意識，就必須放棄自由繪畫，進入「無主題式的引導式繪畫」；因爲如果讓畫家進行自由繪畫，他有很大的可能會被他的繪畫習性困住，無法擺脫。

這個關於畫家的探索式繪畫療癒的主題，就留待我們日後專門討論了。

完形的結合

我不想使用複雜的語言困擾他已經混亂的情緒，所以我請求完形的協助，讓他自己可以順利的看見。

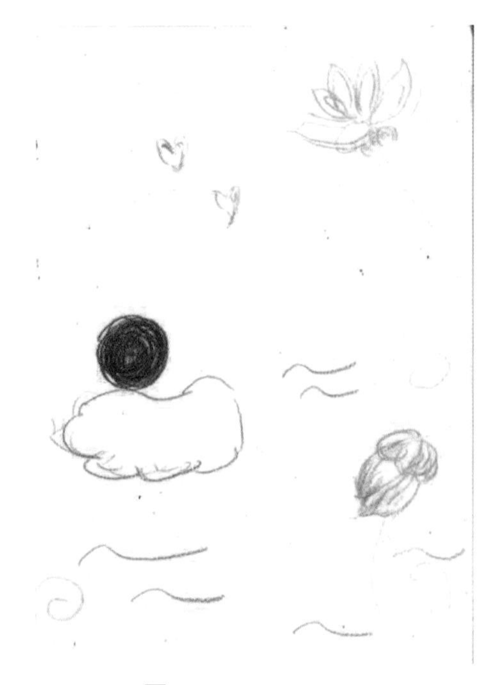

圖14

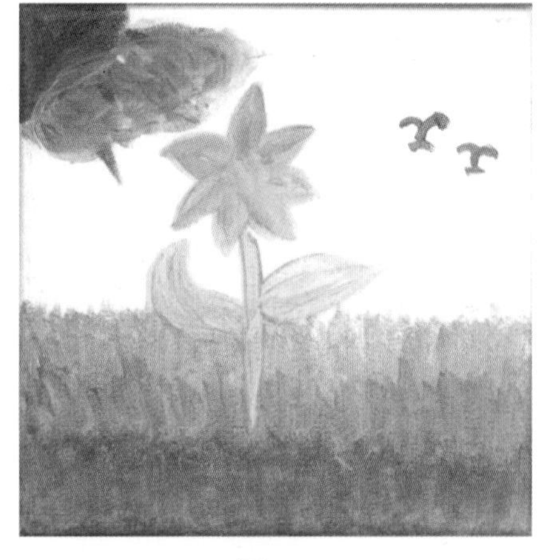

圖15

來訪者表示他的第一幅畫（圖14），是從窗外看出去的，彷彿被困住了一般。

他看出去的景象，花遠遠高於太陽，彷彿正在照顧著太陽，但花非常的柔弱，就如蓮花一般。那花瓣化成的小小愛心，正不敢明目張膽的送出自己的愛。

而太陽，那相對來講炙熱的、絕對的一團火紅，對於只有單薄線條的花朵而言，彷彿是個恐怖的存在，似乎那炙熱的火焰隨時都會把脆弱的花朵給置於死地，雖然那不是太陽所願意的。

於是，彼此離的遠遠的，並且還巧妙的透過一片雲，遮擋住了太陽的炙熱，順便遮擋住了太陽的視線，讓他看不見所有發生的一切。

而那下方則是神祕又波濤洶湧的海洋，不被太陽看見的事實海洋。

來訪者告訴我，花朵是他，太陽是他的母親，雲朵是他對母親說出的謊言，大海是他眞實的生活。然後，他淚如雨下的告訴我，對於照顧母親是如何的辛苦，要隱瞞母親不讓母親擔憂的事實是如何的費心，母親的關心太過嚴苛，不僅完全不能理解他，還讓他感到窒息。同時他也擔心母親的身體，擔心母親的身體是否可以承受住事實。

在整個敘述當中，我感覺到他對於親子之間所存在的問題，一直採取迴避的方式處理，因爲不知道該如何處理，所以也沒辦法面對，導致影響了他對事實的看法。一直把焦點放在自己的付出，已經超出了他的負荷，而太陽也不在太陽應該有的位置上，而是由他，一朵柔弱的花，承擔起了太陽的責任，照顧太陽：而太陽則變成了那朵他本來應該成爲的花。

他對於彼此對調的角色與責任感到委屈與憤恨。

聽完他的敘述，我問了他：你確定太陽是在這個位置嗎？

他說：是的，他的確在這個位置。

面對不斷哭泣的他，我沒有再繼續多問；我決定請求完形的協助。

我先把畫，在不同的位置展示給他看，並詢問他，是否看到太陽在不同的角度。他都說：不，太陽還是在同一個位置。

我突然意識到我錯了，這是完形，移動的不應該是畫或者我，移動的應該是「他的身軀」，應該由身體的感知變化來帶動不同的視角，身心合一。

於是我請他站起來再重看一次，他馬上又淚崩了，他一站起來就看到了，那太陽重新回到了天空，照耀著大地。

爲了進行確認，我請他將改變後的畫面畫了下來，於是有了第二幅畫。

在第二幅畫（圖15）中，謊言依舊存在，但是太陽回到了高掛的天上，這次的謊言，不再是用來遮掩事實，而是便於在謊言之下，讓花朵接受適度的太陽照耀。花朵終於接受了太陽的照耀，享受了太陽的溫暖，承認了太陽的愛，雖然太陽仍舊過於炙熱，以至於需要用謊言來抵擋部分的光芒，但終究那陽光讓地面長出了綠地，不再有動盪的海洋。而那持續的小心翼翼關注著太陽的愛心，也終於變成了飛鳥，開始有了自由，可以比翼飛翔。

我們在諮商中，會遇到各種意想不到的狀況，唯一我們可以做的，就是做好日常的準備。

好好的了解各種不同的理論，好好的了解各種技巧，好好的了解各種心理學發展的歷史，好好的了解各種人文。

我在這裡鄭重的請讀者「正確的」理解我的提醒，認眞的去研究體會理論、技巧、歷史，而不是一味的追求嘴上的專有名詞、大師人名，以及證明自己的證書。兩者同時並存當然是最好了，但是千萬不要捨棄了前者而只顧追求後者。期望一切都能從你的「眞心」出發。

NLP時間線的結合

上千萬是個現實的問題，我還能說什麼，只能協助來訪者將希望寄託在未來以求解決。

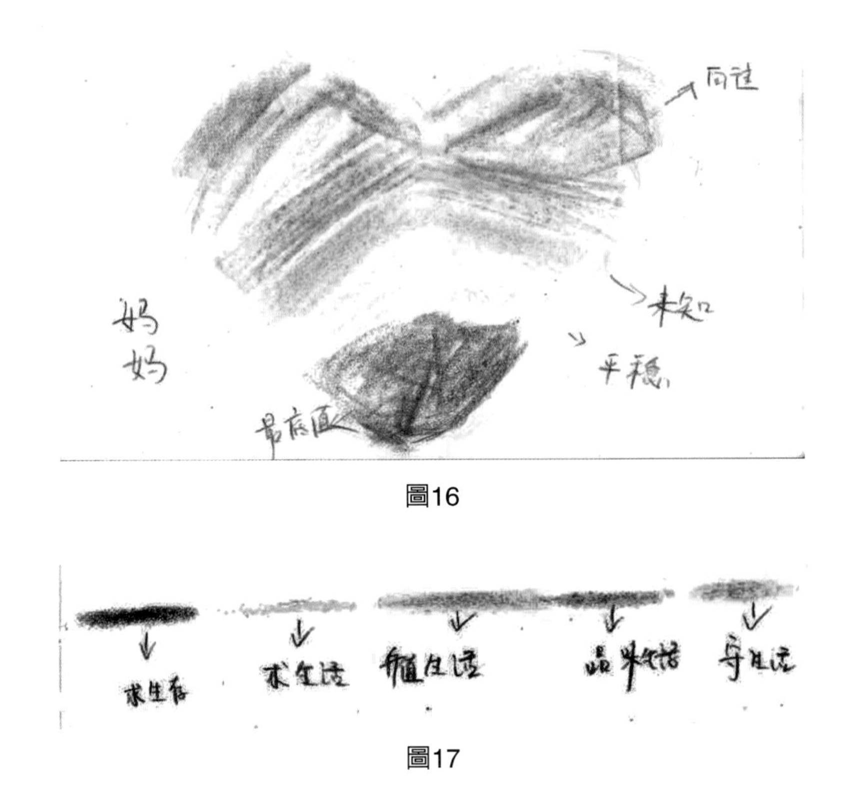

圖16

圖17

來訪者表示他不會畫畫，但是他還是主動來進行了繪畫療癒，顯然有比畫畫更加令他感到難以克服的問題驅動著他。

我請他畫下他想畫的，他畫了（圖16），一顆心，的確很簡單明瞭，沒有什麼繪畫技巧，也不著重繪畫技巧，只是用了不同的顏色，表示了他內心情緒的表現與壓抑層次。

因爲他的確不擅長繪畫表現，所以我請他把每個顏色的感受用文字寫了下來，每個層次的感受由下到上，包括了最底層→平穩→未知→媽媽→前進。

我們知道了那黯淡無光的黑色，代表了眞實的他，他感覺自己正處在了人生的最底層，表面上充滿熱情幹勁的繼續前進，事實上內心不知要往何處去。

他談及了過往他光鮮亮麗的生活，豪車、美酒、洋房，還有如今的負債。

還好他過去的努力成就有一半是因爲奇蹟，所以至少他還願意相信奇蹟，還有著些許對奇蹟的信仰，還有人脈、還有經商的頭腦和「成功」與「失敗」的經驗。所以我打算讓他再一次相信奇蹟，給他希望，希望這麼做能成爲他繼續努力的動力。畢竟面對這樣的巨大的「現實」困境，如果是我，我也需要希望，「心裡」的希望。

所以我爲他進行了NLP中的時間線，畫出來的時間線。這個時間線太長，我不知道如果用走的，他會走到哪個地方，也不知道他要走多久才能走到問題解決的盡頭，更不知道什麼時候會出現奇蹟，或者根本不會出現。

他在圖17畫下了時間線，求生存→求生活→升値生活→品味生活。

從他巨大的跳躍，我們可以知道他還沒有任何實際的步驟可行，並且也還沉浸在從精緻生活墜足於平凡時的痛苦，無法自拔；所以，他對過往生活的嚮往，就成爲了我們推動他的動力。我們不需要去戳破，不需要去否定，來訪者有決定他要去往哪裡的權力，我們需要做的就只是協助他去他想要前去的方向，借力使力。

時間線不一定會成眞，但是可以給我們力量，引導我們前進的方向，尤其是在對未來感到極度脆弱的時候，時間線上的希望，是我們從上天得到的恩賜。

面對現實問題，社會支持網路以及社工是個極度需要的存在，他的朋友站在不遠處，我知道他至少短期內，還是可以尋求到實際的社會支持，我需要的就是給他希望，給他那充滿能量的紅色，給他繼續前進的動力。

所有的技術都非常的好，對我來說沒有正統或非正統之分。我謝謝所有技術給我的滋養，也謝謝所有的技術在我的諮商過程中給我的幫助，因爲有了這些不同的諮商派別，我才有辦法可以做好我遇到的各種不同類型的諮商，感謝上天，感謝這些偉大的前輩們，爲我們披荊斬棘，讓我們任何技術都能便利的垂手可得，我需要的只是更努力的去沉浸、去學習。

原圖修正

把原本白色的地方塗成粉紅色。

圖18

他不知道要畫什麼，他只畫下了藍色還有黃色兩個色塊，在左上方。我不想用傳統的位置理論去解釋，我只想聽聽來訪者自己怎麼說。

爲什麼我一直對著那個看起來是綠色的色塊說是黃色？難道是印刷出了錯？或者是你的顏色辨認有了問題？其實都不是，是來訪者告知那是黃色。

他事實上是用了黃色的顏料，但是我覺得他是因爲忘了換筆，導致藍色與黃色兩個色彩混淆，所以畫出了帶了綠色的黃色，但是那個綠色不管在他心裡還是眼裡，都是黃色，所以我們討論的時候，也尊重來訪者，一直把那看似綠色的顏色定位爲黃色。

他表現出來的是什麼，當然很重要，但是在心理諮商師的角度，他心裡感覺那是什麼，更重要。他的堅持，也可以讓我們感受到外表呈現的到底是什麼，對於來訪者，一點也不重要了，他內心眞正感到重要的且眞實的，是他如何看待問題的感受。

眼見不見得爲憑；再一次的以實例證明，諮商師的看見，不見得是來訪者的看見，唯有來訪者的親自確認，才爲眞實，萬般切以客觀求證爲上。

接下來，就是我們發現，對來訪者而言，不管外界的看法是怎麼的誤解或被扭曲，他內心眞實的世界，眞正在乎與重視的到底是什麼事情的過程。

事實上來訪者正處於和妻子非正式分居的狀態，雖然起因是因爲妻子所犯的錯，但妻子所犯的錯也是無心的。但畢竟兩人因爲這個錯誤爭吵不斷，只能暫時在不同的城市分居，讓彼此冷靜。

所以那藍色，是代表了來訪者極度壓抑自己，並期待自己達到冷靜的期望。

而那黃色，正是代表了自己面對妻子不小心造成的錯誤時，所希望擁有的態度，他希望自己能以樂觀有希望的方式，去協助妻子解決那個問題，不希望給彼此帶來壓力，所以他堅持那是明亮的黃色，不管他畫出來的是什麼顏色。

可以感覺他非常愛他的妻子，並且願意原諒他的妻子。

原本粉紅色的其餘區塊，是沒有塗上任何顏色的。面對那一大片沒有塗上的空白，我問他爲什麼？他說因爲和妻子分居，所以感到絕望，生活中很大一部分失去了意義，很像一個沒有根的人。

我和他討論對於和妻子的將來有什麼樣的可能，他表示可以接妻子回來重聚，另外找個地方住，避免干擾。

我請他在空白的部分補足，他畫上了粉紅色，充滿了愛，開心的結束了這次的諮商。

我企圖改變他的感受，卻發現那其實就是心底深處的他

我再次以我世俗的主觀標準，去引導了我的來訪者，忽略了他本質的存在。

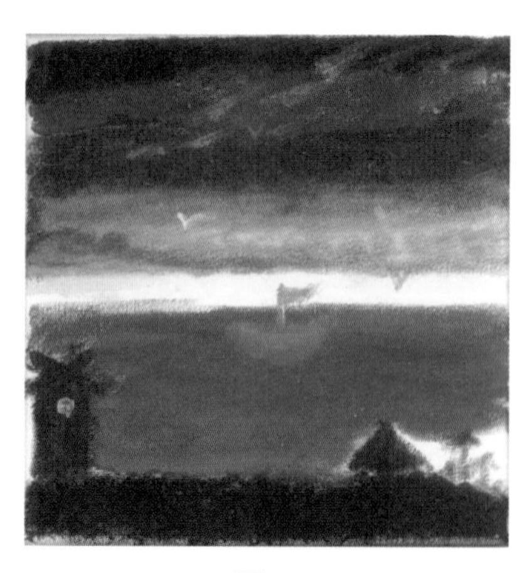

圖19

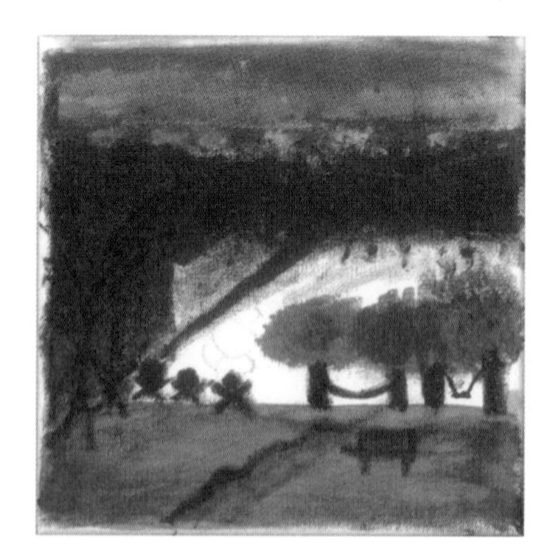

圖20

也許有些人很小就理解到人的存在原本就是孤獨的吧！只能怪我沒有意識到，原來他是這樣的意思。

在第一幅畫（圖19）中，他一個人在海上，向遠方航行。岸邊的一片黑，是他的家鄉。在船上他一個人掌舵，沒有人陪伴，他也不想要任何人陪伴，我問他如果真的要選一個人陪他，他會選擇誰？他選擇了媽媽，不過，也不希望是長久的陪伴。

他對岸邊的家鄉不留戀，只希望在璀璨的天際下航行，並且是趟隱密的航行。

那船身的顏色，幾乎快和大海的顏色一樣，不注意的話就難以認出。我帶著好奇的問說：「這顏色很接近呀？」他說：「是的，我希望能被隱沒，我不希望被認出。」顯然，他不希望有人注意到他正要悄然離去，而那船上揚起的旗子，似乎也顯示了他期待離去的心情。

不過，我沒有注意到他其實一直說他想要悄然離去，還主觀的加以解讀，以為他只是在人際互動上遇到了什麼問題。

陪他一起來的是另外兩個女孩。女孩子們一起，一進門就是嘰嘰喳喳個不停，分散了我的注意力；歡快的氣氛，年少的臉龐，分散了我應該要有的專注觀察，而套公式般的直接將談話主題鎖定在青少年的常見煩惱上，失去了開放性。

我們聊了一會兒之後，他也同意，其實他擺脫不掉這個世界，融入群體是必要的，所以我們進行了第二幅畫，來看看他可以怎麼融入這個世界。

出乎我意料的，他畫了從宇宙飛船上降落的外星人，像是旅遊團一樣的，來到了地球上旅遊，和大家一起玩盪鞦韆，在草地上野餐，試圖融入地球的生活，和大家做著一樣的事，可是他知道他仍舊是外星人，等他扮演好人類的角色和大家一起玩過之後，就要乘坐飛船再次回到他的宇宙去。

是的，他很努力地融入他人的生活，但差異始終留在自己的心中，未曾抹去，一切只是勉強著自己，想要離去的心未曾改變，格格不入的感覺依舊存在。一如他雖然和另外兩個女孩一直開心的打鬧著，但在他心裡，卻仍舊知道彼此其實有著無法眞正親密的差距一樣。

一直到看了他畫的第二幅畫（圖20），我才明白他的意思是什麼。

我想了想，女孩們所在的地方是個小鎭，稀少的人口，沒有多少交友選擇，加上從小就密集互動的生活方式，的確容易因爲些許的不同引起側目，所以需要掩飾隱藏，也容易因爲有不同的感受，而感覺自己像是個需要僞裝的外星人。這種感覺一直困擾著他；所以他雖然沒有要拋棄家鄉，沒有覺得他的朋友不愛他，而且終究有一天他還是想要回來，但他更渴望不需要再假裝合群的自由自在。

如果當下我不是那麼世俗主觀的話，我應該會邀請他畫下他在世界上到處旅遊時所看到的迷人景象，幫他更確定他想要遠行的規劃方向，以及揚帆而去後蛻變的他自己。畢竟世界很大，不一定要保有所有完美的人際；更何況旅途中，他很有可能會發現眞正談得來的外星人朋友，找到他眞正適合的星球，回到自己內心的家鄉，那才是他心中眞正需要及所想要去做的。他心中的動力才是動力，不需要其他人給他其他的目標。

但另一個角度看，這個回合中，至少他找到了讓自己暫時可以融入這世界的方法，並且事實上，飛船下來的外星人不只一個，聰明的他理解到世界上充滿著孤單且特殊的人，他不是那必須僞裝的孤單的唯一。

我們的確會犯錯，但這樣的錯也讓我們更了解來訪者，並且讓我們更接近眞正的來訪者的內心。

記得馬雲曾經說過以下類似的話：「成功的方式有很多種，但失敗的路卻很相似，並且是想要成功的人在路上必須避免的。」

記住我犯的錯，你會做的比我更好。

如果他的傷慟，他不敢觸碰……

如果一個人自責太深，而不敢給出祝福，也不敢請求原諒，你怎麼辦？

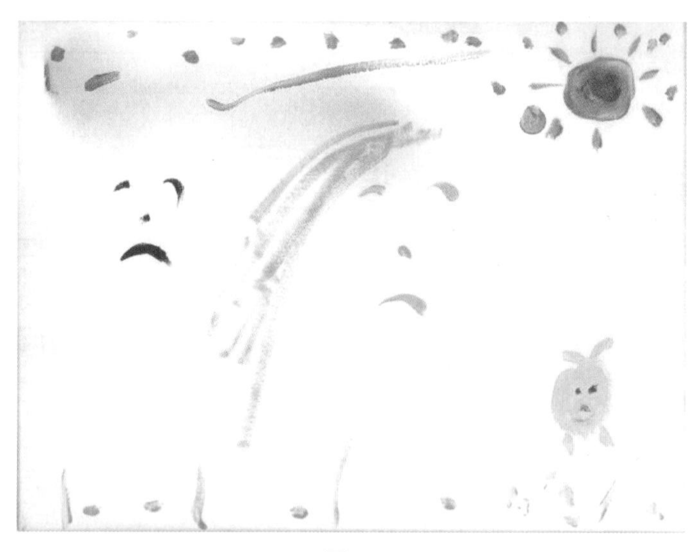

圖21

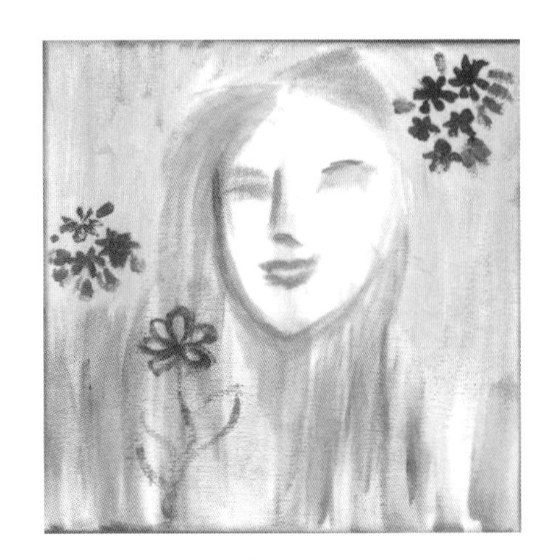

圖22

你帶著緊張的神情來到我面前徘徊著，過了好久才向我靠近，你說話的聲音急切而焦慮，我笑著邀請你坐了下來，安撫你，並邀請你開始畫畫。

你一開始拒絕，表示你不會畫畫，但我笑著表示沒關係，隨便畫畫就好。我轉過身去做自己的事情，讓你保有自己的空間，不一會兒，你就已經畫好了。

我們開始討論起畫（圖21）中兩個人的關係，還有兩個人的神情，你告訴我，那是你虧欠的女孩，因爲不得已的理由，你必須離開，所以你的眼中，充滿了無盡的哀憐，眼光怎麼也離不開她，你不僅希望得到她的原諒，更希望她能過得好，只希望能一直在她身後默默地守候著她。

但女孩始終不知道這一切，你還沒有找到解釋的機會，一切就已經無法挽回了。

你對她的感覺，一直停留在她非常的傷心，不停地哭泣。

但是你不忍心一切如此的傷感，所以你畫了其實不存在的寵物，還有明亮的太陽，希望能夠幫助女孩恢復開心，而自己則是隱藏在她永遠看不見的背後。

人海茫茫，全世界的人口那麼多，再遇見的機會如此渺茫，要如何才能說出那分心底眞摯的歉意，要怎樣才能傳達給心中無法忘懷掛念的那個人？你也知道，也許沒有辦法再次遇見。

親愛的，你是如此眞誠的來到我的面前，有些慌張，有些難以啟齒，我可以想見你不知已有多少個夜晚，因爲愧疚與愛而淚流滿面，我相信你的心中是充滿著愛的。因爲如果你不在乎，你不會焦慮的在我面前來回踱步不知所措。

你一面講述著，一邊顯露哀傷的神情，中間你一度過度感傷，站起來想要離開，但最後還是回來，哀請我幫你畫出女孩將來幸福的模樣。

我不鼓勵代客繪畫，甚至覺得不應該代客繪畫，只是凡事皆有例外，當下我知道你是在求助，你已經被你自己當初的無能爲力所鑄下的錯誤，折磨了許久了。那是你認爲不可原諒與修改的，你只期待女孩能從他人的手中找到幸福，那種幸福是你永遠沒辦法給女孩的，所以，充滿自責的你，無法從自己的手中畫出女孩的幸福。

你並沒有逃避，你的確承認並懊悔於自己的錯誤，但你也清楚，現實中，女孩的幸福，再也不會是你來給予了，該給予女孩幸福未來的人不會是你，會是你所不認識的另一個人，所以你沒有辦法親手畫出，需要藉由他人的手，給女孩幸福，所以我答應了。

女孩燦爛的笑容，是男孩唯一的要求，他眞心的希望她幸福快樂。

我揣摩著男孩的感覺，用了男孩原先勾畫女孩的粉色，來畫那幸福的女孩，用充滿無憂無慮的寵物的鮮黃色，來畫那幸福的背景，用那重新充滿熱情的太陽，來畫那充滿生命力的花，並爲你在女孩面前獻上一朵祝福。

這是你知道自己無法親手給予的關心與充滿悔恨的歉意，希望那女孩充滿陽光笑容的眞心盼望。

你看著我替你完成的畫作（圖22），開心的要跳了起來，彷彿眞的看到了女孩的幸福，並堅持要把畫帶走，掛在自己的牆上，日日夜夜守護著她。

我看著你情緒的轉換，感受到你心情的激動，我彷彿跟隨著你一起，又一次的重拾了生命中那單純的美麗。

我看著你離去，覺得自己必須謝謝你，讓我看見在這複雜的人世中，仍然有著這麼一分眞心，眞情實感、毫不扭捏、毫不矯作。

人世中誰不犯錯，但我們是否能在混濁的世界中，即使錯了，仍舊緊緊維持著那清明的初心，持續以最眞誠的心前進。

你以爲你給了來訪者，錯了，其實是來訪者給了你。

再次的對你說，謝謝你，我所有的來訪者，謝謝你。

女皇，你到底多麼嚴苛的要求了自己？

檯面上必須時時刻刻展現活力，檯面下也不放棄要求自己，女皇呀，你到底過了什麼樣的人生呀？

她開始敘述這幅畫（圖23），用一種興高采烈的方式。

她表示，每天出門都要精心的打扮，把自己打扮的朝氣活力，光芒四射，不僅要畫眼睫毛，還必須畫上不同層次的口紅。注意到每一個細節，任何該注意的地方都不放過，一定要展現最美好的自己。

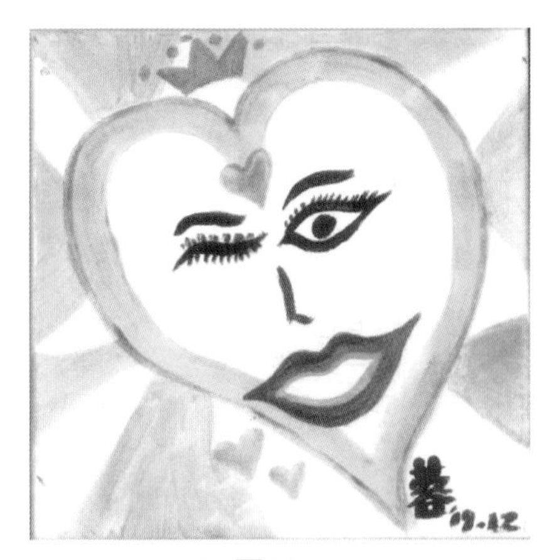

圖23

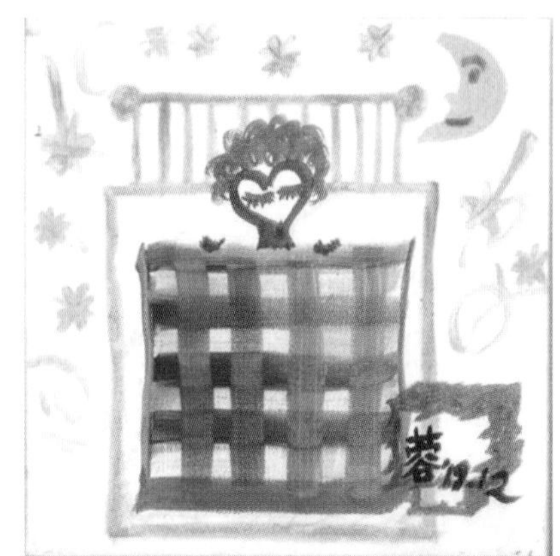

圖24

女皇光彩奪人的盛大氣場，每天閃亮亮的登場，自帶光芒，遇到人還必須要眨眼微笑，表現親和力，隨時表現最佳的狀態，那帶在頭上的小皇冠，彰顯了她的身分，彷彿生活中一切都是如此的美好。

我問她：「隨時隨地嗎？哇喔，聽起來有些累。」

她安靜了下來，我從她眼裡看到了落寞。

她說，其實一切並非出於自願，那樣的身分與形象，來的莫名其妙，她不知道爲什麼，就被大家推上了這樣的結果。

一開始，是別人說你行，把責任丟給你，所以你就只好表現得好像眞的行，當你不行的時候，別人就說，欸，你怎麼不行呢？你明明行。所以你就爲了別人說你怎麼可能會不行，又再次勉強自己堅持變的行，久而久之，成了一種擺脫不掉的習慣與形象，但在你心中，從來沒有眞的行過，你知道那不是你自己，那不是你愛的自己，你其實只是個安靜、害羞的小女孩。

要一個單純的小女孩表現出如同經歷過大風大浪，仍堅強無比的女皇一般，是多麼的令人感到壓力巨大又惶恐。

女孩其實沒有工作的時候不愛化妝，看到人其實也不太想打招呼，因爲，總是不知道該說什麼才好，甚至會想要繞路而行。

讓我想到了悲慘的黛安娜，曾經以爲婚姻是單純的愛情，最後卻發現其實背負著所有人期待的責任與枷鎖，無法卸下。

所作所爲都是經過禮教判斷與回應，該表現得體面而呈現出來的，而不是自然流露的。那樣的熱情與人際，並不是說不具眞心，但說不上自然輕鬆。

所以，在眾人簇擁的女皇身分下，其實很孤單，沒有什麼眞心的可以說眞正感受的朋友，每個人都期待著你可以解決自己的情緒，永遠光芒四射，帶給他人熱情與鼓勵。

所以，女孩長久以來，所有的生活，只是基於一個信念：我必須表現的很棒、很優秀、很陽光，我不能讓人看到我的脆弱，甚至連女孩自己，都忘了自己的脆弱。

我邀請他畫下第二幅畫（圖24）：睡覺時的自己。

臉色黯沉，雖然頭髮亂糟糟的，沒有了五彩繽紛，但自己仍舊正正經經的躺在床上，手放的位置不偏不倚，整晚不會翻身，連被子都要鋪的平平整整，還一定要是藍色的格子棉被，窗外有著高掛的明亮皎月，卻只是在窗外，怎麼樣也進不來。

就是這樣連睡覺都要把自己安排得明明白白，不得放鬆。

她看見了自己的無奈。

未來的路還很長，看見只是一個開端，怎麼堅持自己的改變，重新找到自己、愛自己、做自己，才是重要的，也是小女孩眞正長大的一條需要毅力堅持的漫漫長路，而不是迷失在自己僞裝的用來滿足別人期盼的「別人的女皇」。

其實戴著女皇面具的角色，正是大部分人對心理諮商師期望的模樣，各位親愛的諮商師，您辛苦了！祝福您有個可以好好放鬆的、好好休憩的美麗夜晚。

第五章

來訪者的過程經歷

每個人都有自我療癒的能力，每個人也都是最了解自己問題的人，當諮商師確實地掌握好整個流程，來訪者便可以在整個療癒過程中由淺入深，產生四個療癒的層次，分別是感受的療癒、執行的療癒、自我解讀的療癒、轉化的療癒。

感受的療癒

在「看大量示範作品」的步驟中，來訪者得到的不僅僅是去除繪畫的焦慮，也在觀看他人畫作時，感受了那也許嚮往、也許感嘆、也許未知、也許遺憾的各種似曾相似的百態人生。

在我們觀看他人人生的時候，雖然不是立即的就能幫我們解開心中的煩惱，但是會讓我們感受到自己並不孤單，知道我們並不是唯一受困於人生問題中的人。

在眾多的示範繪畫中，來訪者的目光總是會停留在那些讓他特別有感受的畫上，甚至會提出一些問題。在那一瞬間，雖然他不說，但我們可以感覺到他的心已經和那畫中的感受連結而被觸動，內心感受已經開始被啟動。

每個人在賞畫時被觸動的點，是否和那幅畫想呈現的概念一樣這件事並不重要，眞正重要的是來訪者的感受被引發了，不需要專家爲其解讀。這種心有戚戚焉，不是諮商師人工引導的，是自然生成的。

這個階段，去除了對探索與嘗試的擔憂。看到那麼多不擅於繪畫的人，質樸的用自己的方式表達出自己的情感，形成了鼓勵與開放，讓自己感受到不需要被框架的自由，形成一種釋放與可能性。這裡的觀看，已經是種初步的療癒。

執行的療癒

在執行繪畫的過程中，因爲沒有指定的素材，也沒有指定題目，所以來訪者可以盡情地享受繪畫，而不是爲了完成指令而執行繪畫。

這時候來訪者可以享受到「繪畫」這個行爲本身的療癒，同時享受到完成一幅「作品」的療癒，並且如果來訪者有眞正的打開自己的內心，他是有機會在過程與表現中，「發現」與「表達」出自己眞正內心的感受，並且爲了畫作的完成，在畫下最後一筆前，來訪者內心都會自行進行感受的「整理」，一直到「完成」畫作的感受浮現，不論是否是在意識下完成。

繪畫本身便極具療癒性，不僅是繪畫的塗鴉行爲帶來肢體運作時的療癒，也是繪畫時的平靜與專注。完成作品也極具意義，不僅是一種成就，也是一種憑空創造的信心，具有開創能力的證明。發現並表達自己的內心，則是重新看見並親近忽略已久的自己，同時藉由表達承認並正視自己內心的存在。而在這些過程中，必須對自我的感受加以整理，才有辦法完成構圖與顏色的分配等相對的關係，不論是有意識或無意識的整理過後的內心，都可以在混亂中找出較之繪畫前更加清晰的感受。如果仍舊是極度混亂的內心，通常來訪者會繼續繪畫，直到他覺得有較爲穩定成形的感受，才會停止繪畫並表示完成繪畫，或者就是當來訪者他了解到自己的內心，的確就是如眼前的畫作般混亂或空洞的時候他也可能會停下。

直到這個環節，大部分的療癒還是來訪者自己獨立完成的，諮商師只是一個氛圍的營造控制者，還有繪畫用品的提供者罷了。

自我解讀的療癒

繪畫完成之後，第一時間並不是由諮商師解讀，而是由來訪者自己敘述作品的繪畫過程、感受與意義。

如果來訪者不是非自願個案的話，通常至少可以講出對於畫作的感覺，將作畫時內心的感受以口語方式再次呈現。

不論是在一開始的大量看畫，或者是接下來的作畫與這個階段的自我解讀，其實都是希望藉由一次又一次的感受與表達，進行隱性的自我對話、自我澄清，並在每一個階段都比上一個階段更深刻、更具體。

在這個階段主要是以口語的方式，將平常難以言喻的感受轉化爲日常習慣溝通的思考模式，將之前階段的不論是有意識或無意識的感受，以「意識化」的口語加以具體化的更精確地整理成「可邏輯運作的語言」形式，以口語的形式將潛藏在畫中的可能的有意識與無意識再表達「轉譯」一次。

在這個階段，諮商師需要以輔助的角色進行提問，協助來訪者回想並完整表達作畫時的感受，幫助來訪者澄清自我感受，細化、貼近眞實，找出作畫時的脈絡，協助來訪者建造心中的感受藍圖，看到大致的樣貌，並準備開始面對。

轉化的療癒

在前述的三個階段的情緒發酵表達與思緒整理之後，來訪者已經自己做了許多工作，並且在思緒整理中替諮商師指出了可行的諮商探討方向，不需要諮商師花過多的時間與來訪者摸索問題所在。

諮商師在這個階段要做的事，就是推動來訪者探討如何解決眞實存在於現實或內心的問題，或者以不同的思考角度去感受、面對不可更改的事實。

在這個階段，諮商師們可以利用各自熟悉與喜愛的諮商派別去進行諮商，與一般諮商不同的部分僅只是談話的重點是經由作畫產生。

諮商師與來訪者對話的重點不是在畫，而是在來訪者對自己的畫作所進行的意義整理，這也才是探索性繪畫療癒之所以重點在探索的意義。而因爲這個畫作的主人是來訪者，所以諮商師們的角色更必須是採用合作的方式。

雖然諮商師可以對畫中的材料提出疑問與解釋，但最主要的解釋權還是在於來訪者，任何的解釋都必須經過來訪者的認同才成立。

大部分來訪者作畫時，都有以下的心理歷程：緊張→懷疑人生→怎麼辦呢？→不管了，先下筆再說，老師盯著呢→豁出去了→畫吧→那就這邊再一筆吧→好像有感覺了→上點這個色吧→再多一些吧→是的是的，我就是要畫這樣→沒錯了→好像眞的畫出了點什麼→這就是我現在想畫的全部→我畫完了。

除了藝術相關行業者，「大部分」來訪者拿起畫筆都是一臉懵，一方面心中的圖像還沒有具體化，一方面對於繪畫也多少抱著有些膽怯且怕被評價的心情。

來訪者也從自己的模糊感受中，進行了來訪者對自己的逐步釐清，先了解到這是必經的過程，然後漸漸的沉靜、漸漸的凝聚出些什麼，畫出了內心的感受，而不是畫出山水國畫、春節應景畫等這種展現繪畫能力的畫，或者茅草屋小河等應付型的共通畫，並且從中漸次的整理出了雛形。

諮商師必須要看到來訪者已經做的努力，看到來訪者所努力呈現的本來樣貌、看到來訪者的能力。

我本人不太愛洗碗，每次洗碗槽總會堆滿碗，不太乾淨。但當我在洗碗的過程中，我總會想起我迷戀上每一個餐具，被它的樣貌所吸引的場景，然後欣賞著我手中的碗，讚嘆它其實依然還是一如初見般的美麗。

來訪者也是一樣，每個來訪者都有個美好的內心，也有自己的亮點，諮商師從事著還原來訪者內心美貌的工作，必須要了解、看見每一個來訪者其實都有能力成爲美好。

第六章
進階討論

專業藝術治療師之外？

專業藝術治療師，必須要有AATA、ATCB等的認證，那都是很棒的系統，必須經過許多的培訓，非常值得推崇。不過專業藝術治療師的系統和本書方法的使用概念不同，也具有不同的目的。

這本書不是要讓您成為一名藝術治療師，而是要讓一名心理諮商師擁有在適當時機可方便應用的一種「以繪畫為工具」來促進**「來訪者」**自我發覺內心並達成療癒的技巧。

通常專業藝術治療師需要應用繪畫工具進行評鑑，但是探索性繪畫療癒的方法目前並沒有，未來也不打算蒐集數據進入系統分析，也不鼓勵以此方法進行評鑑，兩者是有所差別的。

探索性繪畫療癒所提出的是一種概念與方法，而不是一種規範化的工具。所以在解讀來訪者畫作的部分，探索性繪畫療癒也以「來訪者」所述的觀點為依據，而不依靠諮商師在系統化的統計資料中的結論，所以兩者在這點上也是有所差距的。

而藝術評鑑通常是針對於臨床個案，而探索性繪畫療癒雖然未來不排除有機會為臨床個案服務，但目前仍未有這方面的進一步探討，所以至少在目前在服務族群上也是有差異的。

所以依據評鑑上與解讀依據上的不同，還有服務族群的不同，探索性藝術療癒，僅止於諮商時使用，只期待做好諮商本分工作就好，並沒有要跨界到專業藝術治療師執照的領域。

探索式繪畫療癒的開放方向有哪些？

探索式繪畫療癒，從形式到精神上主張開放的方向，主要有六個部分：

1. 主題素材：無特定主題，無限定繪畫素材。
2. 媒材：各種繪畫工具皆可使用。
3. 環境：不拘謹、不壓抑，輕鬆且自然。
4. 問句：開放式問句。
5. 來訪者；面向大眾，促進大眾心理健康。
6. 話語權：諮商師與來訪者間權力的開放。

開放是基於以下的理由：

1. 來訪者是自己問題的專家。
2. 淘金理論。
3. 放下，無目的臣服。
4. 被接納。
5. 賦能。

其實這些已經出現在前面的內容中，只是以分散的形式談及，以下我們以另一種角度加以重新整理。

一、來訪者是自己問題的專家

1. 主要做法：

將主導權讓給來訪者，諮商師跟隨引導。

2. 精神：

諮商師在態度和談話技巧上有專業的訓練，也理解各種心理狀況大概的背後成因，但人生境遇與事件對來訪者眞正產生的意義與強度，只有來訪者自己知道，能改變來訪者的也只有來訪者心中認可的動力。所以諮商師要做的不是主導的看穿一切，而是要以未知的開放態度，「以退爲進」的引導來訪者自己看透一切，包容的接受來訪者的感受，並且協助來訪者找到動力去改變。

在系統化的測驗中，諮商師的角色變重要了，但是來訪者的角色弱化了，因爲來訪者沒有受過系統訓練，所以對於系統化的繪畫測驗擁有較少的發言權，也降低了來訪者的主動性，相信這在臨床，面對自我控制力較弱，思緒較混亂的來訪者會是有必要的，不過如果針對一般想探索自己，解決生活上困境的人而言，應該使用更多的自主權與自我動力。

主要應用在素材、媒材、問句、話語權。

二、淘金理論

1. 主要做法：

從各種可能中，靜待來訪者沉澱，再予以回應。

2. 精神：

在淘金過程中，你必須先用篩子淘起一把土，一次又一次的讓它自然的依靠流水的力量，自然的流去上方混淆人視聽的輕浮搶鏡的泥砂，然後才會發現，你眞正尋找的金子，如果你費勁的用自己的手對著泥沙翻攪，是難有結果的。面對來訪者也是，所以在這裡藉由繪畫讓來訪者沉澱，淘去大部分的用來障眼的心中泥沙，找到眞正的內心感受。

另外，在淘金活動中，每一勺中有每一勺的金，各有價値，不能取代，都必須珍視用心的淘。在人心中的想法永遠也淘不完，就像人生永遠有需要自省與改變處。

人生沒法保證可以在每一勺當中找到金子，所以諮商師也不需要硬找出問題，這勺沒有那就下一勺吧！慢慢的用輕鬆的態度與氛圍營造跟隨來訪者的速度繼續淘金。

探索式繪畫療癒面對廣泛大眾進行個人心理保健爲主，淘出仍未成形的金沙，避免問題擴大。

主要應用在：繪畫、環境、問句、來訪者。

三、放下，無目的臣服

1. 主要做法：

降低控制，自然表達。

2. 精神：

現在數位時代，大家成日在追逐中度日，一如數位程式般運轉，生活被如導航般的指向性定位，少有偏離，總是理性思考，目標導向。

我們必須承認心理雖然是科學，但我們對每個人的細節所知仍甚少，未知仍遠遠超過已知，如果我們以有限的知識將廣大未知的心靈活動綑綁限制，很有可能得到的會是瞎子摸象的成果。因爲就算我們控制並忽略我們不了解的部分，或不加以討論，心理的感受或需求還是存在，並不因爲被忽略了，就消失了。所以既然要進行探索性繪畫療癒時，倒不如捨棄控制，迎接並讓他們有機會呈現。

這個控制不只指來訪者對自我表達的控制，也指諮商師對來訪者的專家權力控制需求，當放下對成功的狹隘追尋，摒棄人為定義的目標，才能讓彼此都於各自生命中未被定義的未知領域臣服，真心捕捉更切實的感受與理解。

我們臣服於人類和繪畫的自然連結，並開放這樣的連結讓其自由的產生，不急功近利的求一開始就淘到金。

主要應用在：全部。

四、被接納

1. 主要做法：

當放下控制，停止目標追求，停止表現完美，但仍被樂意對待，就有了被接納的感受。

2. 精神：

人為了融入群體，不停的在社會規範下修整自己，有些我們不在意，有些我們將之壓抑，這些都是為了被接納。為了被接納，人們去掉自己身上的一些眞實，但這種接納、被接納的是符合標準的自己，而不是眞實的自己。眞實的自己，被排除在外，並沒被接納，很多內心的感受並沒有釋懷的被壓抑著、被隱藏著。

探索性繪畫的開放氛圍，盡可能由來訪者自己做主，給予來訪者各項選擇權，並且不干預來訪者的選擇，不干預任何來訪者天馬行空的想法，不加要求、排除或歧視。藉由這些接納任何的選擇表態，也一併的暗示並展開雙臂的接納那些過去曾經被來訪者隱藏在心底的委屈，然後溫和的將他們一一釐清。

這也是表露於無形的心靈深處的溫暖傳達，諮商師的溫暖不只是以言語的用字委婉表達，不是只在眼神與嘴角微笑，而是以尊重來訪者的任一選擇表達心底的眞正接納。

主要應用在：全部。

五、賦能

1. 主要做法：

權力的歸還。

2. 精神：

這部分在前面的賦能型跟隨已經講了許多。主要是要把認識自己的能力重新交回到來訪者手裡，進行潛在賦能，不動聲色的替來訪者埋下掌握自己人生的種子，不去顯耀諮商師掌控的權力，讓來訪者理解並感覺：

「原來我和自己靠的那麼近。」

「原來我只要正視我的感覺，我就可以理解自己，不再矛盾。」

「其實我一直都知道，我只是一直不想承認。」

「如果我想改變，只要不再拒絕看見就可以改變。」

在這種慢慢的理解中學會並逐漸的和自己的感覺相伴，不再忽略自己心底的聲音，不再任由這種忽略的感覺，築成一道牢不可破的心牆，等到自己怎麼樣也打不破後才對外求助。

主要應用在：全部。

沒有開放會有什麼影響

我們前面一直強調開放的氛圍對探索性繪畫的重要性，我們現在來談談如果沒有充分營造開放氛圍，就進行探索性繪畫可能發生的狀況。

我們前面提到過我去企業進行員工EAP的例子，那天我利用自由活動的規則來增加來訪者的選擇權，但忽略了對每位來訪者進行確認與調整。大部分來訪者都順利的接收到開放的氛圍，並完成了屬於個人的探索性繪畫，但其中有一個來訪者畫了一幅非常和諧完整的輕舟山水畫，而之後該來訪者對其畫作的解釋也充滿了教科書級別的禪意，頓時整個諮商過程彷彿在進行畫廊的畫作解說一般充滿著文藝的完美，而不是生活感的描述。

我判斷他理智的頭腦還在應付著社會的期待，所以在被邀請進入繪畫狀態時，才會畫出心中認爲符合社會美感與符合評價的畫作，並做出禪意的解釋，充滿優越的技能展示，追求空靈而非實際的完美，融不進實際生活。我認爲也許這幅畫是他心中的某一個部分，嚮往的部分，但不是他眞實生活中的感受。

我的推斷某部分的確是對的，因爲當我跟他討論起爲何畫中只有一個人時，他說了因爲他是家中的主要角色，而悠遊山林間是他想過的生活，他也承認了眞實的生活並不和諧。於是我讓他畫了第二幅畫以畫出他的眞實感受，並完成了我們的探索。

但事實上沒有開放的可能是我，我把諮商範圍限定在眞實生活中，如果他畫中要的精神生活是他眞正的追求，婚姻與家庭只是他可有可無的無足輕重的牽絆，我執意要拉他回眞實生活進行討論，而沒有與他探討該怎麼追求自己想要的和諧生活，是否是另一種更大的社會規範的盲點？所以在執行的過程中，沒有開放的不只有來訪者，也可能是諮商師。

來訪者可能因爲諮商師營造的開放氛圍不足，所以沒有辦法開放的進行探索性繪畫，諮商師本身也有可能因爲沒有具備足夠開放的思維去理解來訪者的繪畫探討，而將原本開放的探討加以限制。

所以諮商師不只需要關心氛圍的開放性，也需要著重自身思維的開放性，才能擁有在開放氛圍下完成的探索性繪畫。

探索性繪畫療癒和曼陀羅的比較

心理學大師榮格利用曼陀羅來整合人們分裂的原型，而本書的探索性繪畫只是個很單純的探索一些生活上困擾狀況的操作方法，但相同的是，兩者的來訪者一開始可能都不知道要畫些什麼，但最後卻都畫出了屬於自己的畫。

榮格認爲自發性曼陀羅發生在危機或轉變之時，且非常重要，這點我們也加以和探索性繪畫對照如如下。

探索性繪畫雖然是用在日常生活的探索，但的確也會在來訪者面臨危機或轉機時有更明顯的「自發性」繪畫動力，也就是會比較快的從不知道要畫什麼的狀況，進入專注的繪畫狀態，而不會一路迷迷糊糊的勉爲其難的配合作畫，並且不只在作畫時有感受，更能清楚的感受到自己的畫作是否已經完成，或是還有許多等待畫上。所以兩者在自發性的部分是相似的。

曼陀羅所展示的是更深層的部分，一如榮格講的各種潛意識及深層的原型，所以諮商師要經過很漫長的訓練才有辦法解析；而探索性繪畫則定義爲利用投射來處理生活中的表層事物，對於熟稔於處理來訪者日常生活問題的大部分諮商師來說，則較容易理解與上手，所以只要稍加學習與練習便能應用。這對於一般諮商師來說比較簡單，就是多了一種投射來訪者內心的簡便方法，類似羅夏克測驗，一種擴展的工具技巧而已。

事實上我們無從證明繪畫是否眞的反應了來訪者的意識或潛意識，但來訪者從自己親手畫的畫中，用來訪者自己的視角，看到自己心中投射出來的「隱喻」，並將之用自己的語言系統的詞彙具體地描述，然後與諮商師討論。這一層又一層的由來訪者自己進行的操作，確實的反應了由來訪者的意識或潛意識，精鍊而浮現的意涵。而這經由來訪者自己整理給自己的對自己感受的看法，往往會讓來訪者更投入討論，更有說服力，讓諮商更省時省力。

人是想像的動物，很多的印象會在記憶模糊後被修改，所以也許事實很重要，但不管眞實是什麼，一但經過人的想像力思維重塑，認知也會被修正。認知過程中人腦透過感覺、知覺、記憶、思維、想像等形式，反映客觀對象的性質及對象間關係，來訪者在進行探索性繪畫時也運用了這些方式，將其作畫時的感受與畫作中的元素進行了串聯，雖然我們不清楚什麼才是眞實，但這些重整後的認知，某種程度上已經是事實，所以適合探索，而不需探討繪畫的眞實。諮商師只需沿著來訪者敘述中鋪下的引子，跟隨來訪者的思考脈絡並爲之解套。

如果只是要簡單的處理生活中的小事，那探索性繪畫是個不錯的選擇，因爲殺雞焉用牛刀，但如果要探索到極深層的原型問題，還是必須要用到曼陀羅，探索性繪畫是遠遠不足的。這就好像牛頓力學無法等比量子力學是一樣的，一個是日常的科學，一個是宇宙的科學，但在應用中各自安好。

繪畫療癒師的直覺是什麼？

藝術治療師在解讀繪畫時是否需要依靠強大的直覺力呢？其實可以說需要，也可以說不需要。

我認爲過去針對藝術治療師所提的直覺說法不太踏實，對於直覺一詞其實更妥切的意涵應該是：「豐富的人文背景知識與邏輯思考，還有平日觀察與自我生活經驗等的累積，所創造出來的高質量判斷力。」諮商師必須依靠不斷提升的自我訓練與知識背景，才可以更客觀且正確的貼近來訪者的感受。看似直覺，卻不是一般口語中指的不帶客觀性的個人色彩濃厚的主觀直覺，而是利用豐富累積的客觀概念性直覺，而這也是探索性繪畫療癒在操作時所需要的。

在前面第四章中的10個範例可以看到，如果我以個人主觀直覺給予來訪者指導建議大概都是失敗的；如果我運用觀察畫作元素，加以邏輯推理，然後對來訪者提出疑問，求證於來訪者，循著來訪者指引方向就容易成功。在外人眼裡有時看不出多少差異，但諮商師自己自省後會知道失之毫釐差之千里。所以我不認同直覺這個詞，因爲諮商師過度的個人主觀因素，會是造成失誤的一個重要問題，所以我覺得不該用過去常用的概略用詞「直覺」，而應該更仔細的定義。

範例1，我僅止於觀察的角色，雖然心疼，但我沒有介入，因爲那是一個社會運作「文明教養」環節的必然，是環境潛意識養成體系中無法違抗的事實，如果貿然介入，反而會使幼童以及家長，與社會體系間產生矛盾與無所適從。考量到龐大的體系，在孩子仍舊可以順利成長之前，我不會向家長說出基於我個人主觀的，對於原始天眞消逝的心疼。

範例2，來訪者對於繪畫內容雖然有描述，但很混亂而且感覺深受其中不明原因所困擾，來訪者對於自己的疑惑其實有明顯表示，但我卻沒有隨著來訪者的回應話語的腳步，反而主觀決定其情緒必須平復，並請來訪者畫下當時平靜感受。雖然當時來訪者表示感受好許多，也體會到不同的感覺，但事後卻證實困擾仍舊存在，並不因我當時的撫平技巧而眞正的被去除。

事實上我當時該做的，就是要讓來訪者感受到的衝突繼續浮現，將之具體化呈現，然後更仔細的探討，讓來訪者更清晰的明瞭自己的思緒與感受，但我卻沒有跟隨來訪者，直接跳過沒有加以適當處理，也沒有用更龐大客觀的角度去審視，只是順著自己主觀意願，做出了不合適的錯誤處置。

範例3，畫的風格，呈現著後現代的風格，所以我推測來訪者生活中應該是有著某種後現代的信念，而不是色彩混亂的塗鴉，我請他解釋畫作，從中發現來訪者的確帶有很濃的後現代意味，然後跟隨著來訪者自己提到了畫中的樓梯、門、接收的天線我們討論到了不同、差異、共處，接著，我們聊了有關公司同事相處的現狀、在後現代的信念下的運作狀況。討論過後，他彷彿發現了新世界並蛻變了一樣，打破自己原先的理念，有了新的思維邏輯，並主動再畫了一張畫來呈現他新的收穫與啟發。

範例4，這是一種實景仿畫，剛開始來訪者只表現出對畫作的滿意，接著我提問：「這是哪裡？」來訪者陷入沉思，似乎他一直未曾發現他一直在重複的畫著同一個地方，然後開始述說過去的故事，跟隨著來訪者展現的懷念，我再提問確認：「你還想回去嗎？」對方表示不想，並闡述理由，我隨著來訪者的腳步，邀請他畫下代表放下過去的第二幅畫。

範例5，太陽與花的位置完全不合理，中間一定出了什麼問題，所以我問了他：「爲什麼花比太陽高？」他開始落淚，講述原因，並表示自己感到很沉重。在過程中，我不斷的認同他的努力，以及肩負的責任，但是對於花與太陽互換角色的故事，還是感到擔憂。所以我開始求助可以觀看雙方觀點的完形，畢竟單向的愛將變成沉重的負擔，他終於看見並理解彼此存在的本質，同時仍舊保持自己的安全感與自由。

範例6，通常埋的越深，代表越壓抑。如果依畫中顏色在心中深淺的位置，黑色則可能單純的被解釋爲壓抑，如果在諮商師主觀評論下可能會建議要釋放壓力，但是在來訪者對畫作的解釋之後，其實黑色更代表了無法伸展的現狀，而紅色除了代表現在努力振作的模樣，也代表了未來的希望，所以最後請來訪者畫出時間線後，讓每一個顏色有了雙重的定義，轉化成爲長遠努力的目標。

範例7，兩個顏色簡單的不規則色塊，一看好像敷衍之作，但我仍保持開放的客觀，相信並接受來訪者的表達，並請教他的感受，相信來訪者的引導，而沒有要求他當下把畫修改得更完整再討論，他果然說出了他生活中的擔憂。在由來訪者引導之後，終於理解了他原先看似亂塗鴉的色塊與廣大的空白，更有著他眞實感受意義，我們一起討論他各種可能的解決方案，最後他更肯定了自己的做法，終於在空白處塡上了幸福的粉紅。

範例8，我過早的主觀直覺判定這只是類似於少年維特的煩惱，所以在談話的時候一直採主導的方式，希望來訪者能理解人是群居的動物並接受現實。而沒有用心傾聽對方的感受，所以第二幅畫呈現的仍是和第一幅畫類似的感受，雖然有進展，但進展有限。

範例9，雖然我自己爲來訪者代畫，但我用的顏色是遵從來訪者原有的選擇，並沒有使用我自己覺得適合的顏色，我只把自己當作是他的延伸，利用客觀的觀察，幫他描繪出他的感受，而不是採用自己的直覺成爲他的答案。

範例10，因爲畫面非常的夢幻，不論是妝容或舞台的霓虹燈與皇冠，來訪者也的確描述了自己成爲女皇之路，充滿了意外與困惑還有疏離，所以我循著她的腳步，問了她一個眞實的問題，「卸妝後的自己」。在比對之下，她似乎發現了自己正陷入一絲不苟的困境，開啟了認識自己的另一個思考。

10個範例我只能盡力講述，難以把其中細微的每一個互動說的特別清楚，畢竟諮商師和來訪者就好像舞伴，必須要隨時感受對方的每一個細小動作並互相配合，不急迫、不過度施力，才能將雙人舞跳的美好。

如果我們還沒有那麼豐厚的知識做後盾的時候，我們就應該以來訪者爲師，向來訪者請教，去理解了來訪者的眞正想法與困擾，互相引領，去除掉主觀直覺，用心的跟隨，並用豐富客觀的知識與經驗進行開放的提問與確認。

新手容易犯的錯誤

新手容易犯的錯誤就是不明所以的批判，不夠客觀。以下舉例。

我個人平常因爲不想浪費顏料，所以每次來訪者結束繪畫之後，我都會把來訪者已經擠在畫板上剩下的顏料用完，用來訪者剩下的顏料完成一幅畫。

有一次，我畫完之後，把畫畫成果順手貼到一個諮商師的群組，純粹想分享一下創作的喜悅，但是群裡一位名校畢業碩士級的心理諮商師，開始評論分析我的使用顏色含意，其他人看他評論也跟進。

我起先耐著性子解釋，我用的顏色是來訪者剩下的，不是我所選擇的，但包括那位碩士級的心理諮商師在內，許多新手諮商師其實都是理論的崇拜者，也都是學歷的景仰者，更是權力語句的追隨者，他們根本不知道離開理論之後的眞實世界是什麼，即使已經很明顯的加入一個非選擇顏色的條件，他們還是緊抓著顏色討論，彷彿是一群複誦機器人一般，沒辦法理性判斷來訪者是否具有顏色選擇權，是對畫作進行顏色解釋的充分必要條件了。

很多新手並沒有能力顧及前因後果，只能機器般的複誦書本上的條文知識奉之圭臬，導致做了不符合實情的錯誤解釋，甚至也聽不進來訪者的任何敘述，只以自己先入爲主的判斷左右一切，這是千萬必須小心的。專業光環加持並不代表可以狂妄發言，來訪者無法反駁諮商師的專業壓制，不代表諮商師就是對的。

多讓來訪者自己解釋，好過諮商師不當的僞專業。理論是可以參考的，但影響眞實呈現的卻有千千萬萬種你意想不到的可能，所以你只能跟隨著來訪者的腳步基於理論一步步拆解推論，而不能依據理論擅自妄下定論，我們必須跟隨，慢慢地進行確認。因爲若事實存在理論解釋系統下未納入考量的各種變因，你卻仍堅持照本宣科，只會成笑話。

理論只是理論，你必須仔細觀察其中的不同，因爲現實中永遠有你未知的變因會隨時產生，尤其應用在非語言表達的繪畫療癒時更應謹愼，因爲轉換過程中主觀的成分極大，失之毫釐，差之千里。

世界著名未來學家阿爾文托夫勒說：「二十一世紀的文盲將不是那些不會讀寫的人，而是那些不會學習、不會反思、無法重新學習的人。」期許所有的諮商師千萬別做個食古不化的高學歷文盲。

主觀與客觀

以理論爲參考，謹愼的跟隨來訪者應該會比較客觀，但是可以完全排除掉主觀嗎？恐怕不行。

與來訪者對話眞的是一件很有趣的事，我們都希望諮商師可以中立，以客觀的態度來進行諮商，避免掉主觀。不過我想請大家思索一個問題：「您對來訪者的提問，什麼時候會停下來？並且給予肯定與支持？什麼時候又會繼續追問下去？希望來訪者可以頓悟或反思？」是否是當你也「認同」或者至少「不強烈抗拒」來訪者的說法的時候，你才會停下來給予肯定與支持；否則你可能會技巧性的表示遺憾，希望可以有不同的觀點或方法去解決問題。所以認同是基於主觀還是客觀？我個人認爲是主觀，所以當來訪者的說法在諮商師主觀的認定下不太適合的時候，諮商師就會繼續問下去，企圖引導到諮商師至少可以接受的方向。

但是我們作爲一個諮商師，應該要有客觀的責任，因爲世界需要多元而不是統一思維，也不是單一角度。所以諮商師平常就需要多去接觸一些不同想法，廣泛自己的視野、領域，讓自己主觀的廣度變大，才會是眞正的客觀，提升包容度，而不是勉強假裝實際不認同的假面客觀。

假面客觀不容易讓人感到眞誠與支持，但有可能讓人感到有理，我不確定這影響會有多深遠，但我知道每個小細節，將會造成大改變，與您共勉之。

第七章

後現代諮商師的態度

探索性繪畫包含了許多不同學派重要概念與實務操作經驗。

社會生態越來越複雜，人們內心困境也具有更錯綜複雜的面向，在處理時更需多角度彈性的看待。而傳統中，雖然每個理論都可以適切的解決來訪者的問題，但也有些時候會被侷限，必須要用時間沉澱來突破，但在如今快速變動的時代，瞬息萬變，問題處理的時間越久，衍生而出的不良影響將越多，將對來訪者造成更大的負擔，所以如果我們可以借用各個理論的優點，來縮短來訪者大腦混沌，如同電腦記憶體不足時緩衝造成的拖延的時間，那對協助來訪者避免問題擴大，會具有很大的幫助。

而探索性繪畫中諮商師其實很重要，因爲諮商師正是減低來訪者緩衝拖延的人。諮商師利用氛圍營造的技能，清空（略過）來訪者腦中拖慢運轉速度的垃圾，擴充來訪者大腦（心理）的空間，並維持來訪者大腦（心理）的運轉的速度，快速存取，多程式同工操作，正確辨識且不當機。

眞正運作的核心處理器仍然是來訪者，諮商師就是充當擴充硬碟或外掛程式的角色，有時候也像是加大型散熱風扇的角色，提供給來訪者更多的硬碟內的儲存可運用知識或概念，或者更便捷的特殊目的的處理方式，讓其保持快速運轉不當機，協助其將系統重組整理。

諮商師要達到這樣的目的，諮商師本身必須多工，必須具備豐富的理論知識、文化知識、日常生活知識，用來與來訪者各種問題的形變對接，更快速的建立關係、處理問題。更重要的是，保持諮商師自己這個外接硬碟的規律掃毒，適當散熱，避免諮商師自己當機，且隨時保持自己處在接受擴充狀態，才能眞正的勝任。

後現代是沒有明確定義的，一直變動的。現代的多元文化、次文化、小眾文化、新興文化互相交織，越來越複雜，只有諮商師願意虛心的多方學習，才能完成高處的看見。

諮商這場雙人舞，是否能跳得好，很重要的一部分取決於諮商師上場之前的準備。不僅是在於理論上的學習準備，不只是實操練習或觀摩，還必須是個人人文素養的提升，對心理學的基礎——哲學、社會學、人類學有所理解，才能提升諮商師的視野與思維邏輯缺口，眞正的進入思維深處的客觀運用，營造更具有包容力的多向度思維。

回到前面提過的眞客觀與假客觀的問題，諮商師會在哪一個點上停止提問？當諮商師眞心的理解世界的廣闊多變，並臣服於自己的未知世界，才能向眞客觀邁進。

坐如龜，行如雀，睡如狗

坐如龜，行如雀，睡如狗，是中國一位傳說活了256歲的長壽老人的長壽祕訣。且不論這長壽老人傳說的眞實性，這九個字蘊含的道理挺有意思的。

這九個字我們可以理解如下，日常態度沉穩包容，行動跳躍明快不被規則束縛，閒暇時不被小事小物所帶動，鬆弛但不鬆懈，隨時可以立身反應。

坐如龜

龜緩徐徐的模樣，一派悠閒，不給他人限制，也不會干擾他人，是一種穩定與堅定的存在，不去擔心自己與目標的距離，也不擔心速度的快慢，當下只是走著自己穩定的步伐。而龜的長壽形象也帶有智慧與人生閱歷的象徵。

行如雀

雀輕盈喜悅，不憂心、不老成，正面陽光，靈巧有彈性，聚在一起互動時，有來有往，享有群體的溫暖。

睡如狗

狗在睡覺時會自動過濾不需注意的雜音，一般感覺睡得很沉，但實際聽覺保持敏銳，遇到可能影響安全的事，會立即起身觀察、警覺、反應，若無事，又可以馬上安安心心的睡去。完完全全的老實交付，但仍善盡警戒之責任。

諮商師如果能有這些特質，有智慧、溫暖、陽光、穩定、可靠的保護，那來訪者就能被安心的帶領。

在前言中我們有提到過，諮商師配合來訪者的規範與自由的彈性運用。諮商師內在特質存在著老成的龜的智慧，雀般的活力，犬般的忠誠守衛，表現出怎樣的面貌，完全取決於來訪者的需求。

當來訪者需要智慧引領時，諮商師便呈現龜的特質；當來訪者需要活躍的思想或輕鬆的態度時，諮商師便呈現雀的特質；當來訪者需要溫暖陪伴守護時，諮商師便呈現犬的特質；當來訪者需要諮商師主動的積極互動時，諮商師便採雀的特質；當來訪者需要諮商師沉默時，諮商師便採龜的特質；當來訪者需要諮商師配合互動時，諮商師便採犬的特質。

每一個時刻，諮商師擁有不同的混合面向，可能同時擁有龜的智慧、犬的互動，也可能同時擁有龜的智慧、雀的主動，是諮商師當下判斷的選擇。

另外値得大家思索的是，在龜、雀、犬之外，如果諮商師成爲了象、鷹、豹，會是怎麼樣的結果？你是龜、雀、犬，還是象、鷹、豹？

最終還是要回到彈性，諮商師應該具有變身的彈性，才能進行不同向度的引領，可規範、可自由，才能對來訪者加以良好的跟隨。

上醫醫未病，中醫醫欲病，下醫醫已病

中醫經典《千金要方》有云：「上醫醫未病之病，中醫醫欲病之病，下醫醫已病之病。」

防微杜漸値得尊重，復原沉痾更是能力大者才可完成，不論問題處在什麼階段，爲他人發現問題、解決問題，都是値得尊重的。

我們提出這句話是爲了要用跟原意不同的角度去理解這句話，用態度的觀點去解釋。

如果我們對待「已病」的來訪者如同對待「未病」來訪者的態度，不加以標籤也不因標籤而有差別待遇，那就是上醫的風範；如果我們對待那些只是來請教的「未病」的來訪者，視之如「已病」，示以倨傲的高高在上的態度，那就是下醫。

心病則還需心藥醫，而心之藥的基礎就是眞心平等與信任，以及此基礎下所延展的開放，探索性繪畫療癒更如此，著重以開放的態度作爲運作

的基礎，試圖去克服已成爲困擾或即將成爲困擾的事實，共同努力，看待所有人以未病之眼光。

生病了的時候，醫生和病人都必須非常努力辛苦的，才能與之抗衡。耗費更多的資本與時間，收穫的成效卻緩慢。如果諮商師能帶動來訪者以良好的心態去面對問題，就能產生更長久的力量。

無聽之以耳，無聽之以心，聽之以氣

這是莊子假借孔子和顏回師生之間的對話，講述修心的過程，同樣的我們借來應用在諮商上。

無聽之以耳

不被眾人論議、他人定見所干擾，不被世俗標準所綁架。

無聽之以心

不被內心成見所蒙蔽，情緒煩躁時不下決定。

聽之以氣

氣息是非常輕微的。周遭氛圍的微妙互動，人們自然流露的氣息與待人處事中的細節變化，都是必須仔細觀察的。

三人成虎不一定是事實，約定成俗也不一定是正確的。雖然在一個人的成長過程中，會有很多潛在的觀點不知不覺的被填進我們的思想中，但那些不一定適合每一個時刻或每一個人。

諮商師也不該輕易的接受他人定調的論點，包括來訪者自己。因爲很多時候來訪者說的是自己的主觀觀點，這個主觀觀點有可能受到來訪者的偏見影響，不夠全面，也可能有所隱瞞、或者誇大。更重要的是，來訪者的主觀觀點，雖然是來訪者的內心感受，但也正是因爲這些感受，困住了來訪者，所以就算這些來訪者觀點沒有偏見，也必須加以驗證確認，然後試著用各種不同的角度去理解，才有可能協助來訪者找到困境的出路。

在各種理論上，諮商師也必須深入的探究立論的背景，因爲理論發展背景就像是每塊思緒的土壤，一方土一方人，爭執的處理方式在溫暖的南方或冰雪的北方就不一樣，如果你不清楚你正身處南方或北方，你怎麼能決定該採用什麼論點？所以清楚基礎背景是很重要的。

在心的部分諮商師雖然應該理解來訪者感受，並且感同身受，但因爲人們常常會被感受所控制左右，形成成見或沉溺其中，所以諮商師應該不要受其影響，清楚區辨感受與事實，才能帶領來訪者保持平靜的思緒，降低不合理的心中慾望或促成情緒的平穩。同時諮商師也應該要盡量清楚自己可能產生的偏頗意見，不被自己心中的成見所影響。

而聽之以氣就是海納百川，任物自然。

敲打鐵琴時，每一片琴上的鐵片都會發出不同頻率的聲音，萬物也是，都有著各自的頻率，必須接受他們的不同，讓他們自然展現著自己。不同長度的每塊鐵片同樣被鑲在鐵琴上，但並不是琴上的每一個鐵片都會發出同樣的音高，因爲他們被敲打時所發出的頻率截然不同。但也因爲這樣的不同與各自安好，才能演奏出優美的樂音，而不同的鐵琴音色也不同，大小品牌也不同，不能因爲同爲鐵琴就一概論之。所以我們不能將看似相近的事物強行賦予同一的定義，必須要理解感受其中的區別，才能安置在適切的位置，發揮眞正的作用。

從另一個角度看，不同的樂器，也會有相同的頻率音高，並不因爲外形的不同或名稱的不同就全然不同。所以就算外表不同，也不代表核心不同。

而就算外表相同，核心相同，同樣一台鐵琴，運用不同材質的敲擊棒演奏，甚至只是敲打方式不同，也會演繹出同一台鐵琴的不同音色感受。人也是一樣，同樣一個人，對其用不同的互動方式說出同樣一句話，他產生的回饋也會不同。

而在這些不同之中，不管是樂器種類不同，材質不同，或者是敲打方式不同，卻又都同樣可以使用來演奏優美的音樂，甚而是同一曲目。所以世界萬物同中有異，異中有同，諮商師對任何事、任何話語、任何人，都必須聽之以氣，注意細節，不能一概而論。

反過來，當諮商師引導來訪者往內心深處觀看，而不再只關注在表象，不心存成見，不受情緒波動影響，自然的來訪者也會在諮商師營造的氛圍中打開，自然輕鬆的看見細節，在一點點的細節中發生改變，邁向解決困境之路。

莫比烏斯環

拓撲學中的莫比烏斯環，是一個很有趣的環。

如果你在環上的任一點，沿著同一方向向前畫出一條不間斷的線，你會發現最後這條線會一路經過正反面一圈回到起點。過程中你明明並沒有跨越平面的邊界到反面，只是延著直線前進，但最後，不知爲何環的正反面都被畫到了，不可思議的，這個事實，顯示了看著明明有正反面的環，其實只有一面。

這個神奇的環，跟繪畫沒有太大關係，但是跟諮商師的視野與包容有很大關係。

莫比烏斯環的製作很簡單，只要拿一條長條紙，兜成一個圓，頭尾對齊，再把尾巴翻面後重新對齊頭，黏上，就成了一個莫比烏斯環。

這張紙在長條紙狀態以及莫比烏斯環的狀態，完全是同一張紙，可是，卻是不同的性質呈現。一個是正反面永遠不會有交集的平面，另一個是看起來有正反面，但實際上卻只有一面的莫比烏斯環，中間的差別僅僅在於那一個微妙的翻面。

諮商師也是一樣，面對一件事，你可以引導來訪者視之爲平面，也可以引導來訪者，巧妙無感的翻轉出不同的視角，但前提是，諮商師自己必須擁有彈性的視野，不以規則爲絕對的信仰。

當諮商師願意開放，他便會知道任何事情沒有絕對，沒有絕對的標準、沒有什絕對的對錯、沒有絕對的定義、沒有絕對的準則，並且會盡力在能力所及且適當的時機，爲來訪者找出可以翻轉的角度，或者跟隨來訪的角度翻轉自己到未曾想過的世界。

當諮商師實踐了開放，跟隨了來訪者在自由繪畫的心流感受，跟隨了來訪者的說法進行探討，才能眞正創造出有魔力的打破思想巢臼的繪畫療癒。

量子力學

量子力學中的波粒二象性，指的是量子既是粒子也是波。但因爲在傳統力學上無法完整解釋，所以在研究過程中產生過許多的疑惑。更大的疑惑是，在進行測量量子是波還是粒子的實驗時，實驗結果居然會隨著實驗時雙縫屏一旁是否有觀測儀器而改變，不僅如此，實驗結果甚至還會進一步隨著移到投射屏幕前的觀測儀，是否在最後一刻撤除而改變。

整個雙縫干涉實驗中的器具都沒有改變，唯一改變的是「觀測紀錄儀」的「出現或撤除」時間與位置，卻足以影響最後的結果。這鐵錚錚的實驗結果，卻是令人百思不解的，因為這結果代表著在時間前端的「因」雖然可以導致時間後端的「果」，但事實上時間後端的「果」也可以改變時間前端的「因」，時間序列上的因果不再是絕對。

量子力學打破了人們日常對「時間」先後串流的既有想法，莫比烏斯環打破了我們日常對「空間」維度的既有印象。在時間、空間，這兩樣世界主要組成要件的慣有印象都可以輕易的被打破的事實下，我們究竟該怎麼重新定義或理解事實？人們的思維視野是否應該要更加開放？並且尊重我們不理解的事物，面對自己難以理解的事物是否應該更加包容？因為，錯的不一定是看起來不可思議的對方，錯的很有可能是不能理解的自己。

真正的真理也不一定就會被當成生活中的事實，很可能很少人會注意或提及，也很可能僅被當成茶餘飯後顯擺的工具，就好像量子力學，真實生活中沒有人會想起他的道理，但互動中卻可以拿來高談闊論顯擺。

而生活中常常被一篇一篇聲情並茂的傳播著的人生哲理也一樣，我們該認真思考那些到底是不明所以的修行毒雞湯，還是真誠的金言玉句？將之當作金科玉律會不會是不智的選擇，是否這些金科玉律會一如雙縫干涉實驗因觀測儀的出現或消失，而改變了實驗的結果、改變了屬性？

世界是一直變動的，隨著時空的不同而瞬間改變。

雞生蛋、蛋生雞，永遠互相影響著而難以有最終的解答。

諮商師當然更必須要保持開放的思維，盡力的跟隨著來訪者，不應有過多主動的主觀判斷，因為來訪者的任何一個細小變化，都會導致真正結果的不同，而真正了解到這些細微變化的，只有來訪者他自己。

不被看見的曼森女孩

查爾斯．曼森，是美國一位犯了多起謀殺案的邪教教主，跟隨他並同樣犯下謀殺案的大部分是少女。

曼森曾經說過一段發人深思的話：「不管我是誰，鄙視我，你會看到愚者；仰慕我，你會看到神；直視我，你會看到你自己。」

這些跟隨曼森的少女，大多在原本的生活中不被理解，或因爲女性身分被視爲隱形。雖然身處在上層社會的家庭，有著被他人羨慕如神般的物質生活，但仍被周遭人當成愚者一般不需尊重的非獨立個體，生活中不是被陌生人仰視，就是被周圍人鄙視，只有曼森給予這些少女平等的看待與互動。曼森的這個態度讓女孩們終於感受到自己的存在，感到自己被看見，於是心甘情願的拋下一切跟著曼森。

女孩希望能被看見的心願，有多麼的令人渴望，悲傷就有多長，終究爲此付出了殺人的代價。

雖然曼森的行爲是錯的，但他深深的走進了女孩的心中。我們其實可以藉此思考，當面對來訪者，諮商師的定位，是否應該平等且合理，讓來訪者有傾訴與自我實踐的機會？諮商師應該當神，還是應該如同曼森般的當個平等的人？

社會上有許多的角色陷阱，誘惑著人們捨棄自我，進入角色，當人開始發現自我的消失，開始試圖掙扎但卻無法逃離時，生命有三種我們不期望出現的選擇：

1. 屈服於社會，選擇角色，割捨自己，以求被社會接受。

2. 謹守內心，選擇自己，拋棄角色，卻可能被孤立社會之外。

3. 將角色與自己都拋棄，不再存在於世界上。

這三種選擇都不是我們期望的，我們期望能幫來訪者找到平衡，讓來訪者知道自己仍被看見，給來訪者支撐，幫來訪者在支撐下重新找到自己。

在這人與人之間距離遙遠，充斥社會角色要求的社會裡，諮商師也許是那最後一個看見來訪者眞實情感的人了，也因此諮商師肩負起了重責大任，成爲了給來訪者最後支撐的那個人，不僅支撐了來訪者重新從角色外看見自己，也支撐了來訪者避免爲了被看見，而落入像曼森這樣反社會的自我毀滅的泥沼。

身爲可能是最後一個可以爲來訪者打開尋找自我窗口的人，諮商師應該對來訪者珍視且努力的看見每一個來訪者的不同與特色，努力的讓來訪者被看見，眞心的跟隨著來訪者的能力與信仰，而不是只把他們當成是一個問題的攜帶角色。

所以，助人的諮商師，也許該考慮，不以自己的專業任意的凌駕於來訪者之上，避免平白爲其傷悲加上更多無關的束縛。

在這個章節裡，不論在談論經典的典籍中，或是在顚覆日常觀點的科學中、信仰或者迷茫當中，都再再的提醒我們，沒有絕對化的世界，只有相對的理解，對萬事萬物都必須保持彈性。我們不該只看表面的事物，或附以刻板規則印象，應該要保持內心的開放與彈性、平等與尊重，如果諮商師可以持有這樣的態度，相信更能做好輔助來訪者的角色。

國家圖書館出版品預行編目資料

後現代取向探索繪畫療癒：沉浸式自我閱讀／鄭憶如著. -- 初版. -- 臺北市：五南圖書出版股份有限公司, 2021.05
面； 公分
ISBN 978-986-522-640-4（平裝）

1.藝術治療

418.986　　110004570

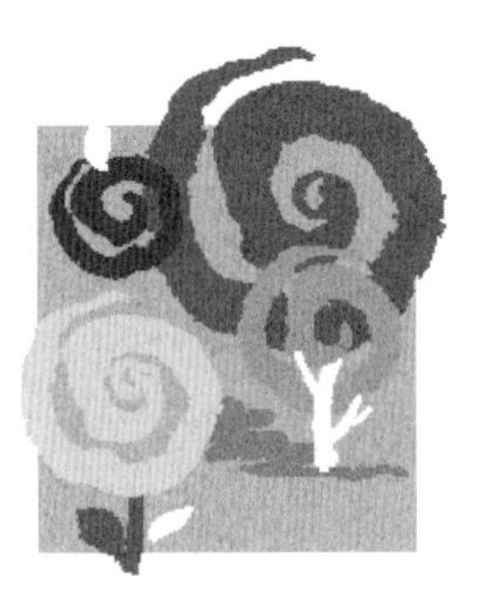

1B1Q

後現代取向探索繪畫療癒：沉浸式自我閱讀

作　　者 — 鄭憶如（383.9）
發 行 人 — 楊榮川
總 經 理 — 楊士清
總 編 輯 — 楊秀麗
副總編輯 — 王俐文
責任編輯 — 金明芬
封面設計 — 姚孝慈
出 版 者 — 五南圖書出版股份有限公司
地　　址：106台北市大安區和平東路二段339號4樓
電　　話：(02)2705-5066　　傳　　真：(02)2706-6100
網　　址：https://www.wunan.com.tw
電子郵件：wunan@wunan.com.tw
劃撥帳號：01068953
戶　　名：五南圖書出版股份有限公司

法律顧問　林勝安律師事務所　林勝安律師

出版日期　2021年5月初版一刷
定　　價　新臺幣350元